PROPÓSITO AZUL

UMA HISTÓRIA SOBRE

AUTISMO

Diretor Editorial e de Arte
Julio César Batista

Produção Editorial
Carlos Renato

Preparação
Mariana Silvestre de Souza

Revisão
Maria Dolores Delfina Sierra Mata

Arte da Capa e Ilustrações
Marize Koerich

Editoração Eletrônica
Equipe nVersos

Dados Internacionais de Catalogação na Publicação (CIP)
(Câmara Brasileira do Livro, SP, Brasil)

Koerich Busch Lobe, Lobe, André - Propósito Azul uma história sobre autismo / Kaká *Koerich Busch Lobe* e André *Lobe*. - São Paulo : nVersos, 2020.

ISBN 978-85-54862-47-3

1. Autismo infantil 2. Crianças autistas
3. Crianças autistas - Relações familiares
4. Crianças com transtorno do espectro autista - Cuidado e tratamento 5. Pais de crianças autistas
6. TEA (Transtorno do Espectro Autista) I. Título.

18-21761 CDD-618.928982

15-09250 CDD-649.1

Índices para catálogo sistemático:

1. Crianças com Transtorno do Espectro do Autismo : Psicologia infantil : Medicina 618.928982

Cibele Maria Dias - Bibliotecária - CRB-8/9427

1ª edição – 2020
Acordo Ortográfico da Língua Portuguesa
Impresso no Brasil
Printed in Brazil

nVersos Editora
Rua Cabo Eduardo Alegre, 36
01257060 – São Paulo – SP
Tel.: (11) 3995-5617
www.nversos.com.br
nversos@nversos.com.br

ANDRÉ LOBE E KAKÁ KOERICH BUSCH LOBE

PROPÓSITO AZUL

UMA HISTÓRIA SOBRE AUTISMO

inVersos

Com a colaboração dos especialistas:
Alysson Muotri
Carla Bertin
Carlos Gadia
Fatima de Kwant
Lucelmo Lacerda
Mak (Marize Koerich)
Mayra Gaiato
Roberto Tranjan
Rodrigo Silveira
Telo – Consolidar

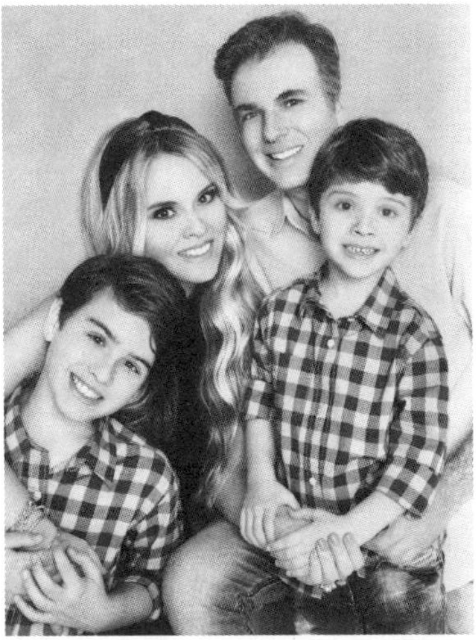

Esta obra é dedicada aos nossos filhos queridos, Pedro e Matheus, razões da nossa existência, os quais amamos mais que tudo.

Matheus, nosso campeão, que nos trouxe esse lindo e significativo propósito e que, desde tão bebê, lutou incansavelmente para atingir seu potencial máximo!

E ao nosso grande parceiro de jornada, o herói Pedro, definitivamente o melhor irmão e terapeuta do mundo.

Gratidão à nossa família que sempre esteve ao nosso lado e a Deus, que tem um plano perfeito pra todos nós e que permitiu que chegássemos tão longe.

Kaká e André

SUMÁRIO

PREFÁCIO DE MARCOS MION[1]

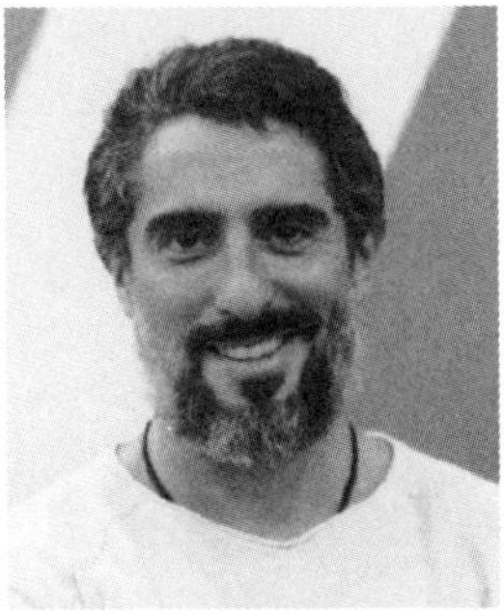

Uma das maiores realizações da vida é entender qual é o seu propósito. Não é vontade, gosto e nem missão. É maior, é propósito. E todos temos. Deus tem um plano muito grande para cada um de nós, só temos que enxergar. Não entenda que o "plano grande" é grande em tamanho, mas sim em intensidade. Algumas pessoas recebem a missão de falar, representar e lutar por milhares, mas isso não é maior do que fazer tudo isso por uma. Amar ao próximo como a si mesmo é a base de todo propósito. Reze, converse com Jesus Cristo, peça que ele te guie, te mostre, que você vai achar. Olha meu caso! Foram 20 anos dedicados a arte para me tornar alguém que tem poder de voz, de influenciar, de opinião, sem saber que seria para dar voz ao meu filho e a mais de dois milhões de famílias autistas no Brasil. A vida só vale a pena quando você esta fazendo algo por alguém. Se você chegou à conclusão que seu propósito é beneficiar apenas a si mesmo, você está errado. Continue buscando. #FamilyFirst

---

1 Texto publicado no instagram @marcosmion em 30/08/2019

PREFÁCIO DE MAYRA GAIATO

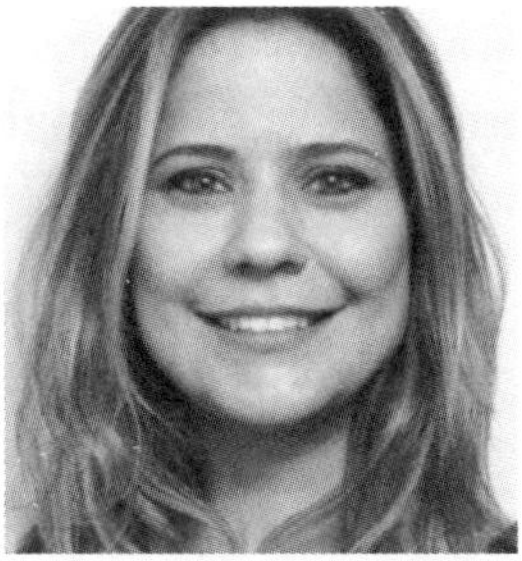

Um livro inovador! *Propósito Azul* conta com as atualizações mais recentes sobre autismo, escrito de forma leve e até divertida, mas com o cuidado de trazer somente conteúdo padrão-ouro de excelência e baseado em dados científicos, como deveriam ser todas as informações referentes ao autismo. A metodologia genial da escrita expõe trechos de vivências reais, que a maioria das famílias vive na pele, intercalando os acontecimentos com explicações de médicos, cientistas e profissionais da área, o que causa uma identificação imediata. Tanto que temos dificuldade em parar de ler! Aqui encontramos histórias contadas com emoção, de maneira leve e sempre otimista, mostrando que é possível a evolução, autonomia e independência de uma pessoa com autismo, se estivermos no caminho certo – o caminho dos estímulos! Tratar uma criança o quanto antes possibilita uma maior felicidade, pois, conseguirá fazer o que gosta e tem vontade, com pouca ou sem nenhuma limitação. Nosso cérebro é capaz de se modificar estrutural e quimicamente pelo contato com as experiências proporcionadas pelo meio em que a criança vive. A evolução das redes neurais depende do que proporcionarmos ao cérebro. E este livro está fantástico para enriquecermos nossa cognição. É um marco na história, no nosso tempo. Um grande serviço de benefício aos seres. A inteligência e o carisma dos autores, além da busca incessante por verdades, faz deste livro uma importante ferramenta para colocar pais e profissionais em ação. Juntos ainda teremos muito para fazer pelo autismo no Brasil.

Mayra Gaiato

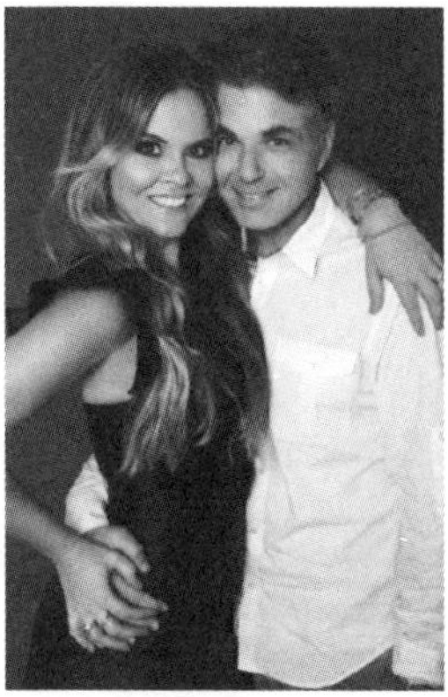

Kaká & André

André Luiz Lobe, diretor comercial da Lancaster Beneficiamentos Têxteis e Karine Koerich Busch Lobe, mais conhecida como Kaká, bacharel em Direito, especialista em Contratos pela PUC/SP e em Direito Constitucional pela LFG, atuando por mais de uma década na área de Direito Empresarial.

Atualmente, Kaká se dedica integralmente a levar informação sobre Autismo para as famílias e à comunidade em geral. É autora do site www.autistologos.com e do Instagram @autistologos_autismo.

Entrevistadora da maior comunidade de Autismo do Brasil, a Comunidade Pró-Autismo do Facebook, criada por Marcos Mion e fundadora/coordenadora do "Desafio Autismo", que mobiliza milhares de famílias a promoverem estímulos que contribuem para o desenvolvimento de crianças com o transtorno.

INTRODUÇÃO

Matheus sempre foi a criança mais adorável do planeta. Lindo, calmo, sorridente e de bem com a vida, um bebê anjo! Suas covinhas e seu jeito carismático encantavam a todos desde o dia em que nasceu.

Ele tinha 1 ano e 9 meses em agosto de 2014 e parecia estar se desenvolvendo de forma completamente normal, quando fomos surpreendidos com o diagnóstico do TEA (Transtorno do Espectro Autista).

Ficamos completamente apavorados, com muito medo, imaginando que nosso filho jamais falaria, que seria completamente dependente e que nada poderia ser feito, pois, tínhamos uma visão muito limitada e ultrapassada desse transtorno.

Quanto mais pesquisávamos, mais encontrávamos relatos muito tristes, diferentes tratamentos e informações incompatíveis entre si. Sem saber em que fonte confiar, estávamos completamente perdidos quanto ao caminho a seguir.

A única certeza que tínhamos era de que: "Autismo não tem cura", o que nos deixava praticamente sem esperanças. Mesmo na escuridão, mergulhamos fundo e começamos o tratamento. Matriculamos na escola, iniciamos com musicalização, fonoaudióloga, psicopedagoga e terapia ocupacional. E conseguimos alguma evolução, mas ainda muito tímida.

Seis meses depois, ainda em busca por respostas, procuramos uma segunda opinião com o neuropediatra dr. Erasmo Casella, do Hospital Albert Einstein, que confirmou o diagnóstico e nos mostrou o "caminho das pedras".

Ele nos explicou que, apesar de estar recebendo um tratamento de baixa intensidade e não ser o ideal, ele estava respondendo muito bem às terapias. Então, se recebesse uma intervenção intensiva e de qualidade, o Matheus teria uma vida normal e independente e que, talvez, pudesse até sair do espectro. Aquilo nos encheu de fé e força para lutar e nos dedicar completamente.

O médico aconselhou que fizéssemos terapia comportamental (ABA) todos os dias, por se tratar da intervenção que apresentava os melhores resultados atualmente. Desde então, esse é o tratamento mais indicado pela comunidade científica para superação dos sintomas de Autismo. E para aplicar tais terapias, nos indicou à nossa querida mestre Mayra Gaiato, que foi quem nos ensinou tudo. Jamais será suficiente agradecê-la!

Nossa maior sorte foi encontrar esses profissionais tão incríveis e atualizados, assim como a pediatra dra. Maria Fernanda Martignago, que percebeu os sinais tão cedo e nos encaminhou para a avaliação com os especialistas, permitindo um diagnóstico precoce.

Como moramos em Santa Catarina, íamos a São Paulo, inicialmente, uma vez por mês para o *coaching* parental e o intervalo entre os encontros ia ficando cada vez maior, pois os objetivos eram cada vez mais avançados e demandavam mais tempo para serem atingidos.

No começo, era eu mesma quem colocava em prática as terapias na nossa rotina. Depois designei uma babá e, em seguida, um estudante de psicologia, sempre sob minha orientação e treinamento, com o objetivo de aplicar o plano e as estratégias desenhadas pela Mayra Gaiato.

E, foi assim que o Matheus, que não falava uma palavra sequer, começou a desenvolver a fala. E ele que antes preferia ficar sempre brincando sozinho, começou a se conectar conosco para as brincadeiras e interação. Eram nossos maiores sonhos se tornando realidade.

Além disso, com o treinamento da escola e uma auxiliar terapêutica em sala de aula, Matheus começou também a interagir com os amiguinhos e atender aos comandos da professora, um "divisor de águas" no seu desenvolvimento.

Com essa equipe maravilhosa de profissionais, aliado ao envolvimento total da família, da escola e dedicação 24 horas por dia, foi que chegamos muito longe, pois com pequenos passos conquistamos grandes vitórias.

Enfim, aprendemos na prática que apesar de não ter cura, autismo tem tratamento!

Embora seja um tema tão escasso de informação à população em geral, há mais crianças no mundo com o TEA (Transtorno do Espectro Autista) do que com AIDS, câncer e diabetes juntos. Segundo o último levantamento do CDC (Centro de Controle e Prevenção de Doenças) em 2018, uma a cada 59 pessoas tem TEA.

Diante da urgência desse assunto, tendo em mãos informações tão valiosas, e com o objetivo de que mais famílias tivessem acesso a esse tratamento tão determinante na evolução das crianças com Autismo, no segundo semestre de 2015, surgiu a ideia de criar o site *autistologos.com.*

No site, comecei a reunir todas as informações importantes, inclusive dicas, para os pais promoverem os estímulos em casa, com exemplos práticos de como fazíamos com o Matheus *(acesse o link: Faça Seu Roteiro).*

Além disso, reuni por assunto ensinamentos e dicas dos melhores profissionais da área, tornando possível o acesso das famílias à informação confiável e de qualidade, sempre baseada na literatura científica.

Para nossa felicidade, após dois anos de tratamento, pouco antes de completar 4 anos de idade, o Matheus recebeu alta do neuropediatra e saiu do espectro autista!

Ele eliminou os sintomas, pois sua linguagem e interação se desenvolveram de forma incrível, deixou de fazer repetições e ampliou seus interesses. Atualmente forma frases complexas e interage com facilidade com todos que o cercam e inclusive com estranhos. Alfabetizou-se antes mesmo dos colegas e é campeão na matemática.

Não se trata de cura, pois persistem ainda alguns traços leves, mas, atualmente, essas características não prejudicam mais seu desenvolvimento.

Mesmo assim, como medida de prevenção, continuamos sempre monitorando e tratando eventuais dificuldades que possam surgir a cada passo de seu desenvolvimento.

Sair do espectro é algo muito raro (em média de 3% a 5% dos casos), e cada criança responde de forma diferente ao tratamento, mas podemos afirmar com certeza que, com uma intervenção precoce, intensiva e de qualidade, as chances de melhora nos sintomas do Autismo são realmente muito significativas e permite que as pessoas com TEA tenham uma vida funcional e independente, com raras exceções.

Se anteriormente já estava clara nossa missão de propagar tais informações, essa grande conquista do Matheus foi o fator determinante para se tornar meu propósito de vida.

Foi então que criei, no final de 2017, o Instagram *@autistologos_autismo*, no qual procuro levar informações rápidas a milhares de famílias tirando dúvidas e dando dicas. Mas ainda queremos muito mais.

O ideal seria que todos os profissionais da saúde e da educação, especialmente aqueles que convivem diariamente com crianças, tivessem informação sobre o Autismo, e assim pudessem tornar o diagnóstico precoce uma realidade para toda comunidade, o que é fator determinante para um melhor prognóstico.

E mais, que todos os profissionais que atuam na área do Autismo, sejam eles: professores, terapeutas, médicos e outros, assim como as famílias que recebem o diagnóstico, tivessem acesso à informação de qualidade, baseada na literatura científica.

Ainda que haja tratamentos alternativos que, como relatam algumas famílias, em determinados casos apresentem resultado, é preciso ter muita cautela com os riscos que eles implicam.

Além disso, considerando que os primeiros anos de vida são tão determinantes no desenvolvimento das crianças, especialmente quando acometidas por esse transtorno. É preciso focar absolutamente todos os esforços, pelo menos inicialmente, naquilo que estamos certos de que apresentará os melhores resultados.

Diante da imensa vontade de espalhar esse conhecimento, meu marido André, amor da minha vida e parceiro fiel na luta pela conscientização do Autismo, sugeriu que escrevêssemos um livro baseado no formato de *best-sellers* de administração, que usam de uma história de ficção para levar informação ao leitor de forma mais leve e prazerosa do que os livros técnicos.

Salientamos então, que se trata de uma obra de ficção e que, qualquer semelhança com nomes, pessoas, fatos ou situações da vida real terá sido mera coincidência.

Aliado a isso, trouxemos a contribuição dos maiores especialistas em Autismo, a fim de trazer a visão profissional sobre cada episódio da história, como: diagnóstico, causas, tratamento, inclusão escolar e profissional, direitos e outros.

Nosso grande sonho é tornar o entendimento e a conscientização do Autismo uma realidade no Brasil, e que todas as pessoas com esse transtorno possam receber o diagnóstico precoce e um tratamento adequado e de qualidade.

Nosso sonho é que todos os direitos já garantidos por lei saiam do papel e que sejam respeitados.

Kaká

Por que eu? E o que o Matheus veio nos ensinar? No começo ele fugia de mim e fugia de todo mundo. Eu chegava em casa e quando tocava a campainha ele saía correndo.

Quando falei isso para o primeiro médico, ele disse: "Você tem que se acostumar, ele não vai te abraçar, não vai te olhar nos olhos e vai sempre correr de ti".

Quem me conhece sabe o quanto o Matheus é grudado comigo hoje em dia. Ele acorda e a primeira coisa que faz é me procurar e sempre me pede para acordá-lo todos os dias.

E a gente sempre se abraça muito e eu não posso ir ao carro pegar nada, que ele quer ir junto. E ele me ama muito!

A primeira conclusão a que cheguei foi que o Matheus escutou o que o médico falou e queria falar para ele: "Tu estás errado, eu vou vencer. Isso aí não vai me afetar, eu vou trabalhar pra caramba e vou conseguir".

E a segunda é que nós não devemos ter medo, porque as coisas que pensávamos no passado não se realizaram. O Matheus é uma criança incrível, maravilhosa, que a gente ama muito.

A grande lição que ele nos deixou é que ficamos com medo das coisas que não vão acontecer!

André

Acesse o QR code acima para conhecer mais sobre nossa história.

CAPÍTULO 1 – O DIAGNÓSTICO

"O autismo faz parte de mim,
mas não me define".

Temple Grandin

Felipe nasceu em uma manhã fria de abril. Era o bebê mais lindo da maternidade do Hospital Santa Cruz. Todos ficavam hipnotizados com sua fofura e queriam tirar fotos com ele. Seu rosto era redondo, tinha poucos cabelos e era cheio de dobrinhas. Assim que saiu do ventre da mãe, seus olhos, que aos poucos abriam e fechavam, já queriam ver o mundo.

Pesando quase quatro quilos era, sem dúvida, o bebê mais adorável que já havia passado por ali. Todos tinham vontade de beijar, cheirar e apertar. Já na sala de parto, seu pai teve o maior orgulho em anunciar a chegada de Felipe nas suas redes sociais, com uma série de fotos mais do que encantadoras.

Luiz Henrique, o pai do recém-nascido, acompanhou Felipe na sala de recuperação e passou horas tirando fotografias, fazendo vídeos e até uma *live*, compartilhando aquele momento mágico com seus mais de 200.000 seguidores. Estava radiante diante daquele pequeno menino tão cheio de vida, tão lindo, tão perfeito. Esperava e via nele o seu sucessor nato.

Com muitos planos para aquele pequeno menino, já podia imaginar seu filho passeando com um carrão importado e derretendo o coração de todas as menininhas da cidade, com sua irreverência e descontração.

Felipe fazia o maior sucesso nas redes sociais e com as enfermeiras. Luiz Henrique pensava todo orgulhoso: "Puxou o pai. É um conquistador de sucesso." Já tinha até criado uma *hashtag* para o garoto: *#herdeiromaranotto.*

Luiz Henrique pediu às enfermeiras que trocassem a primeira roupinha de Felipe pelo pequeno uniforme da Ferrari, que trouxera de sua última visita à fábrica em Maranello, o que rendeu milhares de *likes* e muitos comentários entusiasmados.

"– Sr. Luís Henrique", disse a enfermeira: "– Agora precisamos levar o bebê para a mamãe, que precisa amamentar. O senhor poderá fazer a visita às 16h00." Ele tinha mesmo que ir à empresa, pois estava na iminência de fechar um negócio muito importante e, então, foi correndo para o escritório.

Ao chegar lá, seus melhores amigos fizeram uma grande surpresa, pois o estavam esperando para comemorar a chegada do pequeno sucessor e combinaram de se encontrar no bar que frequentavam. Lá beberam, festejaram e puderam fumar o primeiro Cohiba, encomendado especialmente para a ocasião.

Ele não resistia a um whisky e se perdia no segundo copo. O tempo voou e, quando se deu conta, já era de madrugada. Seu telefone tinha inúmeras ligações não atendidas, era a família preocupada, querendo saber onde ele estava, mas achou melhor não atender, precisava consertar o estrago antes.

Imaginava que Rafaela compreenderia, pois sabia o quanto ele era ocupado, o quanto sua vida era corrida, e que suas reuniões e jantares com clientes, muitas vezes, iam até altas horas da madrugada. Mas lamentou ter perdido a oportunidade de estar ao lado da esposa, logo no momento em que chegou ao quarto com o tão esperado primogênito.

Então, teve uma grande idéia para remediar sua enorme mancada, mandou uma mensagem para a secretária, pedindo que enviasse à maternidade flores e uma joia igual a da contracapa da revista que estava sobre sua mesa e que escrevesse um cartão apaixonado para Rafaela, dizendo o quanto a amava e o quanto estava feliz com a chegada de Felipe.

No dia seguinte chegou ao hospital às 14h00 horas. Rafaela ficou tão feliz com sua chegada que não percebeu que estava de ressaca, e nem perguntou o que havia acontecido.

Felipe passou com nota 10 no teste do pezinho e no Apgar, mas Rafaela estava preocupada com o que acontecera pela manhã. O pediatra passou no quarto para fazer o teste de audição e o pequeno não reagiu muito bem, o que fez o médico repetir o exame. Embora tenha passado na segunda tentativa, deixou uma pulga atrás da orelha da mamãe coruja.

Estavam todos encantados com a tranquilidade que Felipe exalava. Mas, Rafaela, que era mãe de primeira viagem, estava sofrendo na amamentação, pois Felipe não parecia muito interessado.

3 meses

Três meses se passaram e Rafaela estava completamente encantada com seu pequeno tesouro. Definitivamente, a maternidade havia sido a melhor coisa que acontecera em sua vida.

Mas continuava frustrada quanto à amamentação. Sempre ouvia dizer que esse momento era mágico, que a mãe e o bebê faziam uma conexão única, contudo, não sentia que Felipe estivesse fazendo esse vínculo com ela. Ele não tinha aquele olhar apaixonado pela mãe e, na verdade, fazia bem pouco contato visual

Ele raramente sorria para Rafaela e não a acariciava, como comentavam as amigas sobre seus bebês durante o aleitamento. Mas ele ainda era muito pequeno, acreditava que com o tempo Felipe demonstraria melhor seu afeto.

Josefina, sua fiel escudeira, teve muitos filhos e netos e já tinha trabalhado em outras casas com bebês. Conhecia a rotina das crianças e, algumas vezes, estranhou essa suposta frieza de Felipe com a mãe, porém, não sabia como conversar sobre o assunto com a patroa.

As brigas do casal aumentaram depois desse período, mas Rafaela estava mais preocupada com as constantes cólicas do bebê. Não havia remédio, bolsa quente ou colo que aliviasse Felipe nos momentos de crise que, no geral, aconteciam quando anoitecia.

Luiz Henrique só via perfeição no filho e começava a brigar com Rafaela sobre suas preocupações. Certo dia, cansado das reclamações da esposa, ele chegou a dizer: "– Deixa de ser chata e vê se aprende a ser mãe." Depois, com a consciência pesada, pediu para sua secretária comprar vários livros sobre maternidade para Rafaela, que se sentia cada vez mais insegura.

As coisas pareciam melhorar e descobriram que as cólicas eram provenientes de sua intolerância à proteína do leite, que foi resolvida com a fórmula sem lactose.

Felipe acordava no meio da noite e não chorava. Ficava horas sozinho no berço. Adorava ficar observando aquele móbile e seus pais achavam aquilo o máximo. Que bebê anjo.

6 Meses

Felipe era a criança mais adorável do planeta. Estava sempre sorrindo e era muito calmo. Rafaela adorava passar os dias com seu pequeno e, simplesmente, não havia nada melhor em sua vida.

Contudo, continuava a temer que seu amor pelo filho não fosse correspondido, sentia que Felipe não era muito ligado a ela. Ele não chorava quando a mãe precisava sair, nem demonstrava alegria quando ela chegava.

Quando ia pegá-lo no colo, não se antecipava levantando os bracinhos, parecia indiferente. Aquilo tudo a deixava entristecida e, muitas vezes, podia ter certeza de que Felipe realmente não gostava dela. No entanto procurava não se abater. Ele ainda era muito pequeno e talvez ainda não soubesse se expressar. O importante é que era saudável e que ela o amava mais que tudo.

12 Meses

O incrível Felipe, que já tinha começado a engatinhar aos sete meses, ensaiava seus primeiros passos e começou ficando em pé, agarrado nos móveis da sala e logo começou a andar.

Na mesma semana falou sua primeira palavra: "– Carro.", por influência de seu pai, que ensaiava com ele a expressão diariamente. Luiz Henrique ficava chateado porque quando chegava em casa, por mais que chamasse Felipe, ele não vinha ao seu encontro, permanecia em seu quarto brincando.

O marido reclamava com Rafaela de forma frequente, e a culpava por não educar o filho. Afinal, isso era uma falta de respeito, dizia que ela estava mimando aquele menino demais.

Felipe já falava algumas palavras e era muito independente. Aliás, preferia brincar sozinho e adorava fazer uma fila interminável de carrinhos pela casa. Também adorava girar suas rodinhas. Virava os carros maiores de cabeça para baixo e se deliciava quando elas giravam bem rápido, ficava hipnotizado ao observar esse movimento. Ele não dava o menor trabalho, podia passar horas girando as rodinhas dos carrinhos e se esquivava sempre que alguém tentava entrar nas brincadeiras.

Logo começou a classificar os carros por cores e ficava muito irritado quando alguém desfazia sua organização.

Luiz Henrique chegou em casa um dia e viu Felipe chorando na sala. Quando perguntou para Josefina o que havia acontecido, ela explicou que sabia que ele queria que ela pegasse um carrinho que estava em cima do armário, mas ela estava pedindo para ele falar, só que ele se recusava.

Foi a gota d'água para Luiz Henrique, que mandou imediatamente a fiel escudeira de Rafaela embora. Não admitia que alguém fizesse exigências para o seu *playboyzinho*. E para substituí-la, trouxe Melinda, uma linda jovem estagiária de seu escritório. No auge dos seus 20 anos, ostentava beleza e uma atitude de tirar o fôlego.

Melinda era displicente, dava a comida para Felipe sem nem tirar os olhos de seu celular. Não brincava, nem conversava com ele, dava banho, vestia, o alimentava sem nunca conversar ou brincar com o pequeno. Na verdade, mais atrapalhava do que ajudava Rafaela, no entanto, era protegida pelo patrão, que só via qualidades na garota.

Apesar das longas discussões, Luiz Henrique não aceitava trocar novamente de babá. No fundo, alimentava uma fantasia e uma esperança com a jovem moça.

18 meses

De uma hora para outra, Felipe parou de falar as poucas palavras que tinha aprendido. Também parou de abanar para dar tchau, de bater palminhas e não se comunicava mais com gestos, como apontar.

Para obter algo, Felipe usava as pessoas como instrumento. Por exemplo, quando queria água, pegava no braço de quem estivesse mais perto e o levava até a geladeira.

Todos logo entendiam o que ele queria e prontamente entregavam, sem exigir qualquer tipo de comunicação. Quando o levavam ao parquinho, ele se divertia muito, mas evitava qualquer aproximação com outras crianças. Agora sem Josefina, foi Luiz Henrique quem começou a notar as dificuldades de Felipe.

Em uma de suas brigas com Rafaela, disse que não sabia o que tinha feito para merecer isso, e até chegou a chamar o filho de surdo.

Rafaela sabia que apesar de não olhar quando era chamado, ele não tinha nenhum problema auditivo, pois sempre que tocava a música de abertura de seu desenho favorito, Felipe vinha correndo de onde estava. Portanto, ele tinha um ouvido seletivo e só prestava atenção naquilo que fosse de seu interesse. Na cabeça dela estava claro: "– Ele não participa, está sempre fora de casa, por isso não entende nosso filho." Rafaela não aceitou que o marido falasse assim de Felipe. Fez a mala e foi com o pequeno para casa de sua mãe. Deixou Luiz Henrique falando sozinho.

Demorou uma semana para o casal se reconciliar. Rafaela estava feliz, pois o marido passou a chegar em casa mais cedo. Achou que era por sua causa, mas o que ele queria mesmo era se aproximar mais da babá. E como Felipe não interagia muito, abriu-se um espaço para uma amizade entre eles.

24 meses

Um dia, o pai estava muito chateado com a displicência de Felipe, Luiz Henrique, então, resolveu berrar para ver se ele o escutava. Felipe se assustou e Luiz Henrique mais ainda.

Como pode? Ele escuta, mas não responde? Será teimoso? Folgado? Faz de propósito? Só eu estou vendo isso?

Rafaela continuava negando que houvesse qualquer problema com o filho, então Luiz Henrique tomou uma atitude e foi sozinho com ele na disputada fonoaudióloga, Luiza Sonofaro, muito conceituada e famosa nas redes sociais. "– Doutora, por que antes ele falava e agora não fala mais? Como podemos saber se ele é surdo? Por que ele faz isso conosco?" A fonoaudióloga só escutava e não respondia, apenas balançava a cabeça."– Sr. Luiz Henrique, hoje à noite vou ligar para Maria. Ela é uma amiga neuropediatra de extrema confiança, especializada em atrasos no desenvolvimento. Vou passar o resumo do que observei para ela. Por favor, marque uma consulta com urgência, ok?"

Luiz Henrique saiu fervendo, não adiantou nada ter ido à fonoaudióloga. Saiu sem respostas e ainda tinha que convencer Rafaela a consultar outra médica.

Nesse momento o telefone toca, era Márcio, seu sócio em alguns empreendimentos. Ele estava desesperado: "– Luiz, deu ruim. Todo nosso investimento no terreno foi por água abaixo. Foi cancelado o alvará da prefeitura."

"– Márcio, já colocamos muito dinheiro nesse projeto. Não podemos voltar atrás."

"– Luiz, prenderam o Jorge, que sempre liberava nossos rolos na prefeitura e disseram que vão investigar. Estou desesperado."

"– Deixa de ser bobo, Márcio. Vai lá e vê quanto eles querem para aliviar o nosso lado. É sempre assim, um eterno teatro para tirar mais dinheiro da gente."

Enquanto isso Luiz Henrique tentava convencer a esposa a visitar a neuropediatra indicada pela fonoaudióloga, mas ela não cedeu. Disse que confiava mesmo na dra. Olívia, a pediatra da família, que era muito mais experiente e cuidou de Rafaela quando criança.

Ao chegar lá, Felipe foi idolatrado pela sua beleza e fofura. Seu peso, seus testes motores, estava tudo certo. Enfim, a pediatra disse que não havia nada de errado com ele, que era uma criança fantástica e saudável. Disse que era comum o atraso na fala, especialmente no caso dos meninos e que cada criança tem seu tempo.

Aliás, Rafaela lembrou que seu tio Gilberto começou a falar apenas aos três anos de idade e que hoje é um pai de família, muito bem-sucedido nos negócios de informática.

Inconformado, Luiz Henrique insistia e insistia, até que, durante uma viagem em família para Disney, conseguiu convencer Rafaela, que também começou a perceber algumas dificuldades do filho, que ficaram ainda mais evidentes naquela viagem.

Logo que chegaram, foram finalmente visitar a neuropediatra, Maria Valença, que parecia mesmo amiga da fonoaudióloga, pois questionava exaustivamente os pais, mas não falava nada sobre suas conclusões. A consulta foi altamente desgastante e levou mais de duas horas. O consultório era repleto de brinquedos e ela fazia perguntas a Felipe, que, logicamente, não respondia. Tentava brincar com ele e buscava uma interação, mas nada.

Como sempre, Felipe fugia, ficava bravo quando ela estragava a brincadeira e mudava a sequência dos carrinhos. Evitava olhar até mesmo para a boneca do consultório.

No final do atendimento, veio a bomba: "– Sr. Luiz Henrique, Sra. Rafaela, apesar de ser uma criança extremamente saudável e um menino muito esperto, ele apresenta todas as características possíveis para estar dentro do TEA.

Apenas precisamos fazer um exame chamado BERA para descartar qualquer problema de audição".

"– TEA? O que é isso? Ele vai morrer?"

"– Acalmem-se, disse a médica. Trata-se de um transtorno neurológico, o Transtorno do Espectro do Autismo".

"– A senhora me desculpe, mas deve estar enganada, autistas são aquelas crianças que ficam completamente isoladas, que batem com a cabeça na parede, não é isso?"

A única vez que ouviu sobre Autismo foi quando assistiu ao filme *Rain Man*, onde o personagem de Dustin Hoffman era rejeitado pela família e não conseguia conviver em sociedade. O personagem Raymond vivia institucionalizado em uma clínica de doentes mentais e seu irmão nem sabia de sua existência até o falecimento do pai.

Felipe era um menino fofo, esperto, sorridente. Aquilo não poderia ser verdade. A neuropediatra explicou que o Transtorno do Espectro Autista é muito abrangente, que engloba desde os casos mais leves até os mais severos. A dra. Maria jogou uma bomba no colo da família, e não deu nenhuma pista de que caminho deveriam seguir, nem por onde começar. O casal saiu em choque da consulta. Chegando ao carro, havia uma mistura de silêncio, choro e resmungos de Felipe.

Já era tarde da noite e Luiz Henrique estava revoltado. O mundo estava desabando sob seus pés. E assim que checou seu celular, recebeu a notícia de que o sócio Márcio fora preso junto com o esquema de corrupção na prefeitura e ele estava completamente perdido, sem poder acessar suas contas. Agora mais essa bomba.

E o pior, seu pai que sempre se vangloriou pela transparência nos negócios, descobriria suas falcatruas e jamais o perdoaria por manchar o nome da família. Luiz Henrique nunca soube lidar com frustrações e precisava de whisky.

Algumas doses depois, resolveu procurar na internet e saber tudo sobre o Autismo. Decidiu que ficaria *expert* no assunto. Bebeu uma garrafa inteira assistindo vídeos terríveis no Youtube, que só o deixavam mais desesperançado.

Procurou fontes que ele considerava extremamente confiáveis, como vídeos de programas de TV dominicais. O desespero veio ao ver uma criança que tomava 30 banhos por dia e que se levantava da cama três vezes antes de dormir para ir ao chuveiro.

Ficou assustado também com outra reportagem que retratava a vida de um jovem com Autismo, que era diariamente amarrado com correntes e cadeado pela própria mãe. A mãe dizia que não tinha outra alternativa e que fazia aquilo para proteger o filho. Contou que, tanto a assistente social que acompanhava o caso, quanto o Ministério Público, estavam cientes e concordavam com aquilo.

Ele não aguentou. Pegou a chave do carro e saiu pra dar uma volta. Chegou a 200, 220, 240 km/h, eram 3 horas da manhã e a Avenida Batel estava completamente vazia. Luiz Henrique jurava que era uma pista de corrida a seu dispor e nada podia aliviar mais sua dor do que acelerar a sua Ferrari, quando de repente...

DIAGNÓSTICO

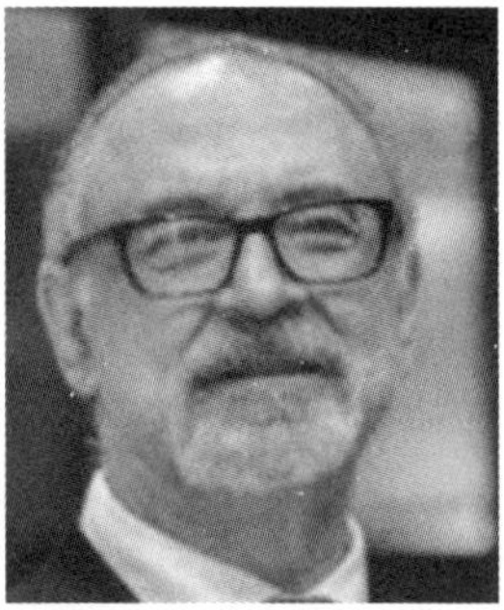

Um dos maiores especialistas em Autismo do Mundo é brasileiro. Radicado nos Estados Unidos há mais de três décadas, o neurologista porto-alegrense, dr. Carlos Gadia, ajudou a fundar ONG's relacionadas ao TEA e dá palestras pelo mundo sobre o assunto.

Ativista da causa ao lado da esposa, Grazi, fundadora do projeto social Eyecontact – Lives Shaped by Autism, que tem a missão de dar suporte às mães e familiares de crianças com Autismo, por meio do instagram @eyecontactlivesshapedbyautism e do canal do Youtube com o mesmo nome, nos quais divulgam informações e diversos projetos promovidos pelo casal.

Dr. Gadia aborda sobre o diagnóstico do TEA – Transtorno do Espectro do Autismo.

Dr. Carlos Gadia

Muito se fala que o diagnóstico de autismo é muito difícil de ser identificado, mas, assim como qualquer outro diagnóstico, ele é difícil quando os profissionais não têm experiência nesse aspecto. Na realidade, o diagnóstico é relativamente simples quando o profissional tem experiência. As questões básicas são:

- Se essa criança se comunica tão bem quanto outras de sua idade ou não;
- Se essa criança interage socialmente tão bem quanto as crianças de sua idade ou não;
- Se essa criança tem comportamentos repetitivos, estereotipados e/ou interesses restritos ou não.

E o que isso quer dizer? Em determinadas faixa etárias, crianças típicas, em geral, são atraídas e gostam de brincar de uma série de coisas. Mas você pode ter uma criança que é extremamente fixada em algum brinquedo, em algum jogo, ou em algum objeto, em detrimento de um elevado número de outras coisas que você esperaria que ela tivesse interesse.

Quando você tem uma criança com essa combinação, de déficit de comunicação/interação social e de comportamentos repetitivos, estereotipados e/ou interesses restritos, por definição, estará dentro do TEA – Transtorno do Espectro Autista. É importante frisar que não é necessário identificar o diagnóstico de Autismo para que se inicie com as intervenções. Os pais têm que estar muito atentos aos sinais de alerta, pois quando presentes, deve-se iniciar as intervenções imediatamente. Afinal, do ponto de vista clínico, é menos importante "fechar" o diagnóstico do que iniciar as intervenções.

Historicamente, os pais procuram ajuda de profissionais quando há atraso no desenvolvimento da linguagem, ou seja, quando a criança não está falando tanto quanto deveria, para a sua idade. O problema é que existe uma ideia distorcida de que "cada criança é um indivíduo, e que cada um se desenvolve ao seu tempo". Existem uma série de mitos a respeito disso, por exemplo, de que meninos falam mais tarde do que meninas e de que crianças que são expostas a mais de um idioma podem atrasar a linguagem e etc.

Enfim, encontra-se uma série de justificativas que levam os pais a esperar, e não é obrigação dos pais saber disso, cabe aos profissionais de saúde saber identificar crianças de risco muito precocemente. Há atraso na linguagem quando a criança não está balbuciando aos 12 meses de idade, não está falando palavras simples com 16 meses, ou colocando duas palavras juntas com dois anos de idade.

Esses atrasos são absolutamente anormais e estão totalmente fora do esperado. Nessas situações, a conduta não pode ser esperar para ver o que vai acontecer. Mas muitos argumentam: "– Ah, mas o primo do cunhado da namorada do meu irmão também só começou a falar com apenas três anos." Isso não deve ser razão para esperar, pois o motivo pelo qual se lembram é porque se trata de algo tão raro que ficou na memória de todos.

Nós não podemos usar a exceção como uma justificativa para não agirmos.

Os pais nos procuram, em geral, em virtude do atraso da linguagem, mas, muitas vezes, em retrospecto, começam a se dar conta de que aquela criança não respondia tanto quando era chamada, não estabelecia contato visual tanto quanto outras crianças da mesma idade e etc.

Esses sintomas podem ser facilmente identificados aos 18 meses de idade e hoje procura-se fazer o diagnóstico antes disso. Não o diagnóstico de autismo, mas da presença de fatores de risco. Afinal, uma vez identificados esses fatores, temos que agir imediatamente.

Em algumas situações o acesso às intervenções não pode ser realizado sem o diagnóstico. Nestes casos, os profissionais de saúde não podem se apegar a preciosismos. Há um mito também de que o diagnóstico de autismo não pode ser identificado antes dos três anos de idade, o que é um absurdo. Ninguém disse isso. Ao contrário, na realidade, o DSM-IV dizia que os sintomas tinham que estar presentes ANTES dos três anos de idade e não que o diagnóstico não pudesse ser feito antes disso. Portanto, é exatamente o contrário.

Quando a intervenção não é feita precocemente, o maior problema, para a família, é olhar para trás e ver tudo que poderia ter sido feito. Isso é trágico. Muitas vezes, quando recebemos as crianças para uma avaliação, muito tempo já passou desde o aparecimento dos primeiros "sinais de alerta'. Isso gera uma série de problemas muito significativos dentro da própria relação familiar.

Afinal, os pais já tendem a se culpar por natureza, e se chegam à conclusão de que não fizeram o que deveria ter sido feito, cria-se uma situação muito negativa. Portanto, é fundamental que os especialistas ouçam os pais e a partir disso, comecem a agir. A mãe, em especial, é uma pessoa que tem uma capacidade que mais nenhuma outra tem para perceber se há algo de errado com seu filho.

A partir de 2013, houve uma grande mudança na questão do diagnóstico do Autismo, com a mudança do DSM, que é um manual diagnóstico e estatístico feito pela Associação Americana de Psiquiatria. Até então, vigorava o DSM-IV, que utilizava o critério da tríade, ou seja:

- o déficit de comunicação;
- o déficit de interação social;
- os comportamentos repetitivos e/ou interesses restritos.

Com o DSM-V passou-se para um conceito de díade, ou seja, ao invés de três grandes características, vislumbram-se dois grandes grupos de problemas:

1. Problemas de comunicação e interação social;
2. Comportamentos repetitivos e/ou interesses restritos.

A razão dessa mudança foi que se entendeu que o problema básico é o déficit social, e que quase sempre o déficit de comunicação é secundário ao déficit social, sendo ainda muito difícil separar um do outro. Outra mudança importante foi que no DSM-IV havia uma série de diagnósticos dentro dos Transtornos Gerais do Desenvolvimento, que incluía Autismo, Síndrome de Asperger, Síndrome de Rett, Transtorno Desintegrativo da Infância e Transtorno Geral do Desenvolvimento Não Especificado. Isso deixou de existir.

As subdivisões, a partir do DSM-IV, com subgrupos teoricamente mais homogêneos, visavam a obtenção de resultados de pesquisa mais consistentes e específicos para cada subgrupo. Isso, na realidade, não aconteceu, pois a expressiva maioria dos estudos continuou a ser feita com crianças com diagnóstico de Autismo.

Uma das razões foi porque isso gerava uma enorme confusão, mesmo entre os especialistas. Se você avaliava uma criança de alta capacidade cognitiva, havia discussão se tratava-se de Autismo de alto funcionamento, Transtorno Global do Desenvolvimento Não Especificado (PDD-NOS em inglês) ou Síndrome de Asperger. Além de deixar os pais extremamente confusos, muitas vezes, a criança ficava sem tratamento pela falta de um diagnóstico fechado.

Nos Estados Unidos, até cerca de 20 anos atrás, o Autismo não era considerado diagnóstico médico, mas comportamental e, como tal, as terapias necessárias não eram cobertas pelos planos de saúde.

Com a união dos pais, que fizeram pressão política para mudar essa perspectiva, criaram-se leis específicas em 34 Estados que passaram a determinar que os planos deveriam sim cobrir o tratamento de Autismo, inclusive as terapias comportamentais.

Como essas leis falavam especificamente do Autismo, caso alguém fosse diagnosticado com Asperger, por exemplo, o tratamento não era coberto pelo plano. Ou seja, havia uma manobra dos planos de saúde para não cobrir o tratamento e essa alteração do DSM permitiu acabar com esse absurdo.

Atualmente existe apenas um diagnóstico, que se chama TEA – Transtorno do Espectro Autista, que possui diferentes níveis de severidade e requer intervenções específicas para cada indivíduo.

Com apoio do projeto Eyecontact – Lives Shaped by Autism

eyecontact
lives shaped by autism

CAPÍTULO 2 – GENÉTICA

"Se, por alguma mágica
o gene do autismo tivesse sido
erradicado da face da Terra,
os homens ainda estariam socializando,
na frente de uma fogueira,
na entrada de uma caverna".

Temple Grandin

Rafaela sempre foi a menina mais bonita do colégio. Era idolatrada por sua beleza. Sua mãe era entusiasta dos encantos da menina e prometia para ela um futuro brilhante.

Ela possuía longos cabelos castanhos, pele bronzeada, traços perfeitos e um corpo escultural. Chamava atenção em qualquer lugar que chegasse.

D. Marta, sua mãe, tinha como meta de vida que a filha se casasse com o melhor partido da cidade, que tivesse uma vida de luxo e de muita riqueza. A base de valores que Rafaela vinha recebendo desde criança era totalmente distorcida. Sua mãe sempre enfatizava a importância de frequentar as altas rodas da sociedade curitibana, e a diferença que o dinheiro fazia na vida das pessoas.

Deixava claro que não aceitaria qualquer um para a filha e dizia que o amor passa, mas uma vida confortável e glamourosa não. Dizia que Rafaela tinha uma vida inteira pela frente, e que deveria ser aproveitada e que não poderia se contentar com menos do que o máximo.

E não havia ninguém mais perfeito para Rafaela do que Luiz Henrique Maranotto, que era o *playboy* da cidade, o partido mais cobiçado. Luiz Henrique andava sempre com sapatos muito bem engraxados, de bico fino, calça jeans e blazers muito bem cortados de marcas italianas, camisa branca aberta até metade do peito, gel no cabelo milimetricamente arrumado e óculos espelhado, que combinava perfeitamente com o seu carro conversível.

Onde Luiz Henrique chegava as mulheres suspiravam, se derretiam. Alguns até questionavam sua sexualidade, geralmente, homens invejosos que não faziam tanto sucesso com as mulheres quanto ele.

D. Marta fez questão de inscrever Rafaela no mesmo cursinho pré-vestibular de Luiz Henrique, assim que soube que o rapaz havia se matriculado. E a investida foi certeira. Já no primeiro dia de aula, ao colocar os olhos em Rafaela, Luiz Henrique, ficou impressionado com tamanha beleza. Nesse momento foi como se ele colocasse um alvo sobre ela, pensando: "– Eu preciso conquistar essa mulher para mim."

Luiz Henrique entendia muito bem de ostentação exibia marcas de grifes, carros zero quilômetro e queria que Rafaela fosse seu próximo troféu. Ela era a mulher perfeita para estar ao seu lado. Linda, chique, discreta, carismática, tudo que ele sempre procurou.

Da mesma forma, assim que viu Luiz Henrique entrando na sala, o coração de Rafaela bateu mais forte. Ele era extremamente atraente e o estereótipo do homem perfeito.

Luiz Henrique não conseguia prestar atenção nas aulas. Tinha dificuldades em se concentrar e de ficar parado. Saía da sala diversas vezes dizendo que ia ao banheiro e quando estava na sala, preferia ficar desenhando seus carros de luxo.

Rafaela, por outro lado, era muito focada nos estudos e não se contentava com menos do que 10. Fazia de tudo para tirar notas altas e virava as noites estudando. Aliás, desde pequena, sempre preferiu estar na sala de aula do que no intervalo.

Luiz Henrique percebeu mais essa virtude da garota e pediu ajuda, contando que tinha dificuldades em manter o foco nos estudos. Era a desculpa perfeita para aproximar-se dela. Convidou-a para almoçar depois da aula e ambos foram estudar em sua mansão, que ficava no mais distinto condomínio da cidade.

Esses encontros passaram a ser um hábito durante os três meses de cursinho. Foi a porta que se abriu para um namoro com muito amor entre o casal.

D. Laura, mãe de Luiz Henrique, ficou aliviada quando viu o filho apaixonado e incentivava a união. Não aguentava mais vê-lo chegando sempre bêbado, altas horas da madrugada.

Embora jamais tivesse sido um bom aluno, Luiz Henrique revelou-se um excelente empresário. Começou a trabalhar na construtora do pai, onde o irmão mais velho, Luiz Otávio já trabalhava há alguns anos. Desde o início, Luiz Henrique destacava-se pela sua ousadia, seu tino empresarial, pelos clientes que captava e negócios excepcionais que fechava.

Mesmo que Luiz Henrique não lhe desse a mesma atenção que lhe dera no início, Rafaela sabia que ele havia se tornado um empresário de sucesso e que não tinha o mesmo tempo de sobra da época em que era apenas um estudante. Ela tinha muito orgulho do namorado e sonhava em passar a vida toda a seu lado.

Tudo aquilo que sempre sonharam estava se realizando e as escapadas de Luiz Henrique passavam despercebidas, pois ele sempre tinha uma desculpa e um álibi perfeitos.

Mais de uma vez Rafaela ouviu boatos sobre o namorado, mas D. Marta dizia que ela estava pensando bobagem e que as pessoas só inventavam aquilo porque sentiam inveja.

Sempre que Rafaela se abria com a mãe, dizendo que desconfiava que estivesse sendo traída, ela fazia um longo discurso, dizendo que Luiz Henrique era um homem de bem, um homem de negócios. Dizia que ele tinha muitos compromissos profissionais e muita responsabilidade e que, de vez em quando, precisava mesmo espairecer, passar um tempo com os amigos.

Enquadrava a filha e dizia que ter Luiz Henrique na sua vida foi a melhor coisa que já lhe acontecera e que, para ter o homem mais cobiçado da cidade, teria mesmo que se sujeitar a algumas coisas. Dizia que Rafaela não deveria ficar implicando com suas atitudes e cobrando sua presença, sob pena de ele desistir da relação. D. Marta deixava bem claro que, se ela o deixasse escapar, jamais a perdoaria.

E a filha acabava concordando, pois na verdade não queria mesmo enxergar a verdade, não queria acordar daquele sonho. Luiz Henrique era muito romântico, vivia lhe presenteando com joias, bolsas, jantares à luz de velas e viagens a destinos paradisíacos. Mas a desconfiança de Rafaela não era à toa. Aqueles grandes gestos eram a forma que Luiz Henrique tinha de compensar seus deslizes e sua ausência.

Quando seu pai recebeu o diagnóstico de Alzheimer e anunciou que se afastaria da empresa, um dilema tomou conta da família Maranotto.

Em apenas três anos que Luiz Henrique estava na empresa, o faturamento aumentou cinco vezes. Embora por ordem cronológica o natural fosse que o irmão assumisse a presidência, tudo levava a crer que era ele quem realmente merecia a cadeira, e assim foi.

Sr. Luiz Giovanni ainda gozava de perfeita saúde, mas queria desfrutar de seus últimos anos de plena capacidade, para aproveitar a vida ao lado de D. Laura, sua amada e fiel esposa. Além disso, tinha o maior orgulho em dizer que Luiz Henrique era simplesmente um gênio da administração.

O irmão entendeu a decisão do pai, mas achou melhor aceitar um convite que havia recebido para trabalhar como executivo em uma grande empresa multinacional, localizada em Chicago.

Para comemorar a presidência e o aniversário de namoro, Rafaela e Luiz Henrique marcaram uma romântica viagem a Paris. E foi no topo da torre Eiffel que ele se ajoelhou e, com um diamante de 10 quilates nas mãos, pediu sua musa em casamento.

"– Mãe, ele me pediu em casamento! Nem acredito, estou muito feliz! E você?"

"– Finalmente, minha filha! E como eu poderia não estar feliz? Luiz Henrique é simplesmente tudo o que sempre sonhei para você."

Apenas quatro meses se passaram e chegou o grande dia. Mais de 500 convidados esperavam ansiosamente a chegada da noiva na igreja, que chegou deslumbrante no seu vestido Elie Saab, a bordo de um lindo Rolls Royce preto, ano 1957.

Enquanto o Bispo Dom Fernando celebrava a cerimônia, a orquestra tocava a trilha sonora que lembrava cada momento da união do jovem casal e emocionava a todos. Os salões do Clube Curitibano foram decorados com 16 mil botões de rosas brancas. O bolo tinha 14 andares e quase 1,5 m de altura.

De repente todas as luzes se apagaram e Luiz Henrique anunciou que Rafaela era o amor de sua vida e queria presenteá-la com uma grande surpresa.

Abriram-se as cortinas e todos ficaram boquiabertos quando entrou a banda Barão Vermelho, que começou o show com "Por Você", que era a música do casal.

Rafaela não pôde conter as lágrimas. Aquele era definitivamente o dia mais feliz de sua vida. Regada a Perrier-Jouët, a festa rolou solta e os noivos dançaram até as 5 da manhã ao som do DJ André Torquato. Embora tivessem uma vida muito farta, D. Marta sempre sonhou para a filha tudo aquilo que não teve, uma vida sem limites e com muito luxo. Agora, definitivamente, o futuro de Rafaela estava garantido.

Saindo da festa, os noivos seguiram para a lua de mel na Polinésia Francesa, onde passaram 10 dias em um paradisíaco bangalô sobre as águas de Bora Bora. Voltando de viagem, Rafaela estava deslumbrada com sua sofisticada cobertura de mais de 500 metros quadrados e um closet de cinema, onde exibia sua coleção de bolsas, roupas e sapatos de grife.

As viagens eram os momentos de maior realização para Rafaela, pois tinha a atenção exclusiva de Luiz Henrique. Mas, no dia a dia, ele estava sempre correndo, quando não estava trabalhando, preferia relaxar na companhia dos amigos. Sobrava muito pouco para ela.

Embora se sentisse só, aos poucos ela foi se acostumando e pensava que era o preço a se pagar por tantas realizações conquistadas.

CAUSAS DO AUTISMO

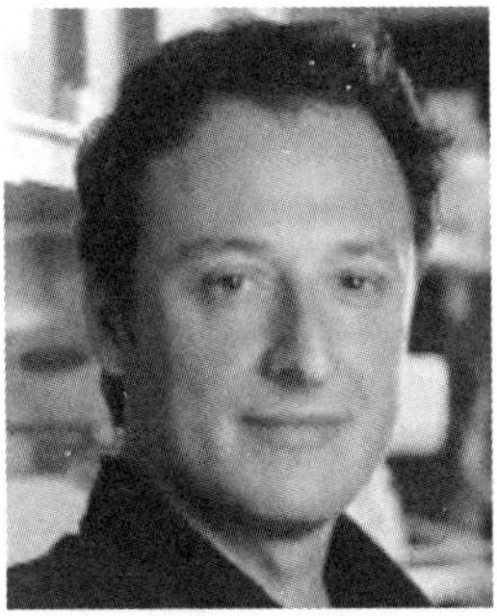

Neurocientista brasileiro, radicado nos Estados Unidos, é a maior promessa do mundo para a cura do Autismo.

Professor, pesquisador e diretor do Programa de Células-Tronco da UCSD – Universidade da Califórnia em San Diego, nos Estados Unidos, é um dos fundadores da Tismoo, primeira empresa do mundo de medicina personalizada voltada ao autismo e síndromes relacionadas. É o biólogo brasileiro com maior número de publicações científicas de alto impacto da atualidade.

Dr. Muotri é formado pela UNICAMP, doutorado pela USP e Pós-doutorado pelo Instituto Salk de pesquisa e autor dos livros "Simples assim: células tronco" e "Espiral – Conversas Científicas do Século XXI". Em 2019, enviou para pesquisa, por meio da NASA, organoides cerebrais humanos para a Estação Espacial Internacional. Mais informações no Facebook Alysson R. Muotri, PhD e instagram @tismoo.me e @_tismoo.

Dr. Alysson Muotri

No que se refere às causas do Autismo, a primeira consideração importante a se fazer é a de que todo autista já nasceu com

Autismo. Afinal, os genes mutados nas pessoas com Autismo são ativos no momento da formação cerebral, durante a fase embrionária e fetal. Enfim, esses genes do Autismo são menos ativos no cérebro adulto, eles trabalham, primariamente, na construção do cérebro em desenvolvimento.

Portanto, está claro que a pessoa com Autismo tem esse transtorno desde o seu nascimento e não há nenhum fator posterior que possa desencadeá-lo. A confusão neste sentido se dá nos casos de Autismo Regressivo, ou seja, quando a criança tem um desenvolvimento aparentemente normal e somente depois apresenta sintomas mais claros de Autismo, como parar de falar etc. Mas é, precisamente, nos casos de Autismo Regressivo em que a probabilidade de causa genética é muito maior.

O maior exemplo deles é o da Síndrome de Rett, que fazia parte do Transtorno do Espectro Autista há alguns anos atrás. Nesses casos as pessoas ficavam até cerca de dois anos de idade com desenvolvimento aparentemente normal e depois regrediam. A base biológica genética desta síndrome é muito clara: a mutação no gene chamado MECP2.

Um estudo publicado pelo JAMA Psychiatry, em julho de 2019, confirmou que 97% a 99% dos casos de Autismo têm causa genética, sendo desses 81% hereditário e 18% a 20% causa genética somática (não hereditária). Este foi o maior estudo genético de todos os tempos, com a participação de 2 milhões de pessoas, cuja confiança estatística é, portanto, altíssima e concluiu que, quase na totalidade os casos, a causa do Autismo é genética.

É importante salientar, no entanto, que a genética do Autismo é de natureza complexa, ou seja, ela tem um fator hereditário, que vem dos progenitores e um fator privado, que é do próprio indivíduo. O fator hereditário não se trata, necessariamente, do que chamamos de mendeliano e, portanto, não necessariamente quando o pai tem Autismo, o filho terá também. Além de poder pular gerações, algumas vezes esses fatores são combinatórios, ou seja, só acontecem com a combinação genética do pai e da mãe.

Enfim, a genética do Autismo é de herança complexa e a única forma de entendermos isso seria realizando o sequenciamento genético da pessoa com Autismo e dos dois progenitores, os pais biológicos. Ademais, podem acontecer ainda as mutações genéticas privadas. Privadas porque são daquela própria pessoa, do próprio indivíduo. São alterações que todos nós temos e que ocorre durante o nosso desenvolvimento. É por isso que não somos cópias perfeitas de nossos pais. A maioria das pessoas têm a ideia distorcida de que todo filho tem 50% de carga genética da mãe e 50% de carga genética do pai, mas não é tão simples assim.

Nós temos a nossa própria carga genética, que são as alterações que ocorrem durante nosso desenvolvimento. Por isso, cada pessoa é única. Nunca existirão duas pessoas idênticas e nunca existirá sequer um clone perfeito. Mesmo que uma pessoa seja clonada, seu clone jamais será idêntico, pois haverá mutações privadas, que são aquelas que acontecem no desenvolvimento do indivíduo por conta própria.

Isso nada mais é do que a evolução agindo, a evolução age porque o mecanismo de replicação dessa molécula de DNA não é perfeito e se fosse perfeito nossa espécie estaria extinta. A evolução favorece o imperfeito para dar opção para sobrevivência da espécie, mas isso é algo bem complexo de entender.

Apenas aproximadamente de 1% a 3%, devem ter causas ambientais, pela exposição de agentes intrauterinos – como drogas, infecções ou trauma durante a gestação. Isso já está bem descrito, por exemplo, para mulheres que têm epilepsia e continuam tomando medicamento anti-epilético durante a gestação. Nestes casos, a criança nasce com uma alteração neural que leva ao Autismo.

Existem outros fatores ambientais causados por algum trauma ou alguma infecção durante a gestação, como o próprio Zika Vírus, que também estamos descobrindo que levará a um certo tipo de Autismo, mesmo que o feto não seja infectado. Nestes casos, há uma reação imunológica da mãe que pode alterar a formação dessas células neurais.

Enfim, há alguns fatores ambientais que já estão muito bem definidos e há uma série de outros que tem muitos estudos que tentam relacionar, como os agrotóxicos, poluição etc., mas nenhum desses ainda passou por um crivo estatístico forte, razão pela qual são indicações, mas ainda não temos provas.

CAPÍTULO 3 – DERROTADOS

"Eu sou diferente,
não menos".

Temple Grandin

O dia não havia nem amanhecido no CIC, bairro industrial de Curitiba, quando Gustavo abriu o jornal e chorou ao ver sua empresa na lista de títulos protestados. Era um rapaz elegante, culto, filho de carpinteiro, que aprendeu logo cedo a arte com o pai. Era extremamente talentoso, de origem simples, mas que sempre batalhou para ter uma boa formação, cultura e oportunidades na vida.

Desde pequeno, destacava-se por sua extrema inteligência, generosidade e garra em vencer. Já aos 14 anos mudou-se por conta própria para a capital com o sonho de conquistar o mundo. Ele queria escrever para si uma história bem diferente do pai, que apesar do talento que possuía, vivia uma vida difícil. Casou-se e teve filhos muito cedo, por isso, nunca pôde se arriscar e apostar em um negócio próprio, pois tinha uma família para sustentar.

Gustavo saiu do interior e foi para a cidade grande em busca de sucesso. Vivia sozinho, batalhou, dedicou todas as suas forças no trabalho e deixou a vida pessoal para depois. Estava obstinado a dar uma condição melhor para os pais e para sua futura família.

A grande oportunidade veio quando o proprietário da marcenaria que trabalhava resolveu se aposentar. Passar a empresa para frente era o plano lógico para o senhor José, que não tinha filhos e não aguentava mais a pressão dos negócios no alto dos seus 80 anos. Gustavo era seu marceneiro favorito e, ao fechar a negociação, comprometeu-se a pagar pela empresa com parte do lucro, ao longo dos próximos 10 anos.

Mas era um mercado difícil, porque de um lado os grandes lojistas vendiam móveis importados da China, cada vez mais baratos e de forma parcelada e, de outro, as pequenas marcenarias viviam na informalidade, sem pagar impostos e sem registrar os funcionários.

Parecia impossível competir, os custos aumentavam cada vez mais e ele não conseguia repassar a diferença aos seus fiéis clientes. Gustavo era um marceneiro brilhante e sempre se destacou no meio acadêmico, primeiro aluno da faculdade de administração, nota 10 na monografia e o melhor da classe de especialização.

Acreditava que estava preparado para liderar uma empresa, mas a prática era muito diferente e ele não tinha nenhuma experiência. Ao longo do tempo, o caixa foi apertando, até que chegou aquele fatídico dia em que teve o nome da empresa protestado.

Ele que sempre apostou todas as fichas no sucesso, agora temia ser visto pela família e pelos amigos como um fracassado. Aquilo tudo que estava acontecendo era o oposto do que sempre sonhou, era vergonhoso.

Tinha receio de precisar voltar à pequena cidade natal, São Manoel do Paraná, com pouco mais de 2.000 habitantes, que ficava há cerca de 7 horas de distância de carro da capital. No meio de tanto desespero, ao virar a página do jornal, deparou-se com uma nota da coluna social, que comentava com detalhes sobre a viagem à Disney da família Maranotto.

Gustavo não se conformava que trabalhava tanto sem resultado. Imaginava que um dia teria uma família perfeita como aquela do jornal e fantasiava o quanto deveria ser bom ter uma vida como a deles, sem problemas. Havia dias em que ficava 20 horas direto na marcenaria e mesmo assim o sucesso não chegava.

Gustavo abrira mão de tudo. Dos amigos, da família, relacionamentos. Todas suas energias estavam focadas na empresa e o resultado era esse: o título protestado. Sentia-se inútil, derrotado.

Enquanto isso, Luiz Henrique, ainda chocado com o diagnóstico de Felipe, estava extasiado com a Ferrari 488, que tinha encomendado há 3 meses e tinha acabado de chegar. Seus 720 cavalos jogados na roda traseira faziam dela o carro mais rápido do país. Esse era o seu mais novo troféu. Nada menos que 720 cavalos a 8.000 RPMs, aliados a 78,5 mkgf de torque e moderados por uma caixa de dupla embreagem e 7 marchas. Linda, preta com rodas pretas e vidros pretos. Parava o trânsito por onde passava.

O ronco vindo do escapamento Akaprovik era muito estimulante e, aliado à garrafa de uísque que tinha tomado, em sua cabeça, faziam dele um piloto de Fórmula 1. Mas, na realidade, essa combinação era uma arma em potencial. O carro, apesar de ser perfeito, não aceitava desaforo e ele tinha passado do limite de segurança aos 240 km/h. Ao final da Avenida Batel, não foi possível fazer a curva e Luiz Henrique se perdeu, girando três vezes e batendo de frente com o poste. Seu corpo não resistiu ao choque e acabava ali uma vida.

O telefone tocou. Rafaela estava em sono profundo após ter tomado remédios para dormir, receitados pelo psiquiatra após a bombástica notícia do diagnóstico do filho. No outro lado da linha, era a polícia procurando a família do acidentado, contando que ele não havia resistido à colisão e que veio a falecer a caminho do hospital. Pediram que alguém da família fosse até o IML reconhecer o corpo.

Completamente dopada pelos remédios, Rafaela não conseguia entender o que estava acontecendo. Aquilo não podia ser verdade. Torcia para que fosse um pesadelo e que logo pudesse despertar. Ligou para a mãe desesperada e D. Marta tentava acalmar a filha, dizendo que com o tempo ela iria se acostumar com a perda do marido e que não deveria se preocupar, pois ele deixou uma grande fortuna para ela.

Rafaela ficou indignada com a frieza da mãe e desligou o telefone sem conseguir emitir uma palavra sequer. No enterro, todos choravam a morte de Luiz Henrique, menos Felipe, que não entendia o que estava acontecendo e se divertia com seus carrinhos, girando suas rodinhas.

Rafaela vivia o luto não só pela morte do marido, mas era como se Felipe tivesse morrido também, pois, todos os sonhos que tinha para ele acabaram com o anúncio de seu diagnóstico. Sentia-se desnorteada, parecia que seu corpo e seus pensamentos estavam paralisados, dormentes. Os primeiros dias foram os mais terríveis, chorava descontroladamente, não conseguia comer ou dormir.

Perguntava-se: "– Por que eu? Não é justo. Será que eu sou a culpada disso tudo? – O que eu fiz para merecer tanta desgraça?"

Rafaela preferia não revelar a ninguém sobre o diagnóstico de Felipe, porque não se sentia preparada para ouvir comentários e conselhos. Preferia manter segredo. Era como se ela pudesse mentir para si mesma que estava tudo bem com o filho. Ela passava os dias trancada em seu quarto escuro e não queria falar com mais ninguém. Muitas vezes, ficava dias sem tomar banho.

Sua mãe vinha visitá-la diariamente. Trazia pães e doces, mas Rafaela não conseguia digerir nada e, só de olhar para aquilo tudo, ficava com o estômago embrulhado. A mãe chegava entusiasmada, falando sobre os mesmos assuntos fúteis de sempre; festas, roupas e fofocas. Nada interessava Rafaela, que só desejava que a mãe fosse embora.

E o pior, D. Marta parecia não ter a mínima noção do que a filha estava passando. Todos os dias repetia o mesmo discurso: "– Não chore. Não sofra. Você tem que ser forte, não quero mais ver você assim." E quanto ao Felipe, D. Marta dizia: "– Filha, você deve se conformar com o diagnóstico de seu filho. Você mesma me disse que Autismo não tem cura. Você tem que aceitar que ele nunca vai falar ou interagir e que ele jamais terá uma vida independente. Mas a sorte é que nada faltará a ele."

Era exaustivo lidar com tudo isso. Por mais que não tivesse forças naquele momento, no fundo acreditava que poderia mudar o destino do filho. Ficava completamente transtornada pelo desprezo da avó, que não acreditava nem um pouco no potencial do próprio neto.

Rafaela não podia mais nem ouvir a voz de D. Marta, mas, por outro lado, sentia-se extremamente grata pelo apoio incansável da mãe. Ainda que não tivesse a mínima noção de como ajudá-la, ela estava ali ao seu lado sempre. Seu pai, Sr. Francisco, era quem sabia realmente dar o consolo que Rafaela precisava. Sabia ouvir, conversar sobre Luiz Henrique, sobre Felipe ou simplesmente se sentar ao seu lado em silêncio.

A vida não tinha mais sentido algum e chegou até a pensar em se matar, contudo sabia que repetir o erro do falecido marido seria estupidez. Pensava que, embora tenha sido um acidente, ele correu todos os riscos para isso e foi totalmente culpado pela própria morte.

"– Ele foi um covarde. Me deixou sozinha no momento em que eu mais precisava dele." Rafaela berrava sozinha em seu quarto.

Quando o dia amanhecia era o momento mais dolorido. A vida parecia um pesadelo. Acordar e ver a cama vazia, sem Luiz Henrique, era desesperador. Ele não era o marido perfeito, mas era seu grande amor, grande amigo e parceiro de vida. Ao final do dia, tinha sempre a impressão que ele estava prestes a chegar. Parecia até ouvi-lo digitando a senha na porta, quando então se dava conta que ele jamais voltaria.

Temia ter perdido a razão, passava os dias fazendo diálogos imaginários em sua cabeça, perguntando a Luiz Henrique porque tinha que procurar outras mulheres? Por que ela não era suficiente? Rafaela não se conformava e não se perdoava por jamais ter feito essas perguntas ao falecido marido, quando ele ainda estava vivo.

Sentia-se culpada por não ter sido suficiente para o marido. Quem sabe teria sido mais interessante se tivesse uma carreira, se tivesse terminado a faculdade, ou quem sabe fosse mais atraente se tivesse cuidado mais do corpo ou da pele. Sentia-se um lixo, sua autoestima estava no chão, não conseguia nem se olhar no espelho.

Criava longas discussões imaginárias com Luiz Henrique, por que ele foi tão egoísta em abandoná-los justo naquele momento? Ficava revoltada. Tinha vontade que ele estivesse ali para poder agredi-lo.

Depois rezava para que estivesse em algum lugar bom, que Deus o perdoasse. De acordo com sua religião, certamente ele estaria no limbo ou no inferno e, por mais que sentisse uma raiva incontrolável, Rafaela o amava demais e não queria isso para ele.

Não havia terapeuta, medicação, ou conselho que fizessem sentido. Todas suas crenças desmoronaram e de suas certezas não restava absolutamente mais nada. A perda do marido e o diagnóstico do filho vieram juntos, como um furacão que destruiu tudo ao mesmo tempo.

De um dia para o outro, sua vida de contos de fadas simplesmente desmoronou, como um castelo de cartas. Rafaela estava certa de que nunca mais seria feliz na vida. Deixou de viver e passou a sobreviver.

O pior era perceber que Felipe estava cada vez mais isolado. Começou a chorar e gritar com frequência, pois, quando o fazia, a mãe vinha correndo de onde estivesse. Essa foi a forma que Felipe encontrou de chamar sua atenção e trazer a mãe para mais perto de si.

Passados alguns meses, Sr. Francisco falou: "– Rafaela, minha filha querida, sei que esse é o momento mais difícil de sua vida, mas agora chega. Felipe está precisando de você mais do que nunca. Eu sei que a sua dor é insuportável, mas você não pode cometer o mesmo erro de Luiz Henrique, você não pode abandonar Felipe também."

Rafaela não tinha se dado conta de que, apesar de estar fisicamente perto do filho, tinha repetido o mesmo erro do marido e estava completamente ausente. Sabia que tinha que encontrar forças para lutar por ele, mas não tinha ideia de como e nem por onde começar.

Na manhã seguinte, a primeira atitude que tomou foi demitir Melinda e ligar para Josefina que, imediatamente, voltou para sua amada patroa. Rafaela sabia que ela lhe daria todo o suporte que precisava e que estimularia Felipe como ninguém, pois sabia ser firme e, ao mesmo tempo, extremamente amorosa.

Realmente o clima da casa mudara. Josefina sabia o que dizer e a hora certa de interferir. E como Rafaela ainda se recuperava do abalo emocional, certamente, ninguém era melhor para Felipe do que ela.

Dias depois, Rafaela começou a comprar pela internet todos os livros sobre Autismo que encontrava e os devorava rapidamente, um atrás do outro. Mas nada adiantava, os livros abordavam sobre as causas, sintomas, experiências de vida e o sofrimento das famílias, o que só a deixava mais desanimada. Não conseguia encontrar nenhum livro, nenhum site, nenhum vídeo que falasse sobre superação, ou sobre o que os pais poderiam fazer pelos seus filhos com Autismo. Rafaela estava obstinada na busca por respostas, mas a única coisa que encontrava era mais tristeza e decepção.

O IMPACTO DO DIAGNÓSTICO

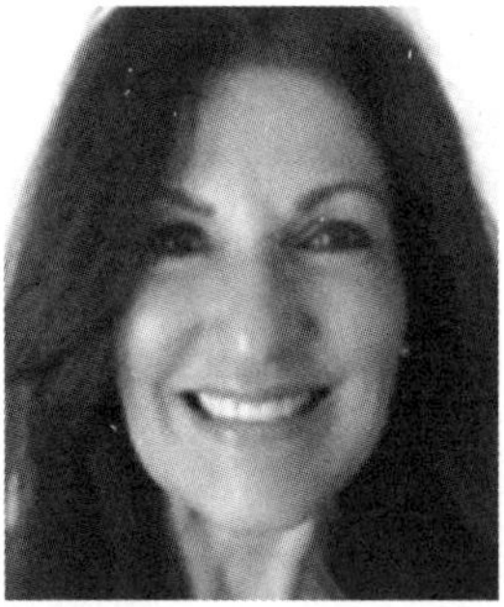

Fatima é brasileira radicada na Holanda. É jornalista, escritora, palestrante e mãe de um adulto com Autismo que, em razão do intensivo tratamento, passou do nível severo para o leve. Fatima de Kwant é também terapeuta especialista em autismo e administradora da maior comunidade de Autismo do Brasil, a Comunidade Pró-Autismo do Facebook, que conta com mais de 190.000 membros. Também é autora do livro "Autisme, eengeschenk" (Autismo, um presente), ainda sem tradução para o português, do site autimates.com e do instagram @fatimadekwant.

Fatima de Kwant

Holanda, 1999

A chuva naquela tarde de outono europeu começava a cair. No carro, ao lado de Ed, meu marido ao volante, eu olhava pela janela, triste e pensativa. As gotas de chuva caíam mais fortes e embaçavam o vidro, quase se misturando com minhas próprias lágrimas. A natureza parecia chorar junto comigo pela dor por acabar de ouvir que meu filho era autista.

O diagnóstico do autismo foi um dos momentos mais angustiantes da minha vida. No século passado, pouco se sabia sobre o tema. Não havia internet, e a quantidade de informações que se encontra hoje. O Autismo, em 1999 era considerado doença mental. Então, eu havia acabado de ouvir de um dos mais respeitados psiquiatras da Holanda que meu filho era um "doente mental".

A informação chegou para acabar com qualquer dúvida, se é que ainda havia contra-argumentação para os fortes sinais que meu filho, então com dois aninhos, apresentava.

Edinho pareceu ser um bebê normal, mas foi crescendo e mostrando sinais de que era muito diferente das minhas filhas mais velhas, neurotípicas. Minha intuição materna dizia que havia algo sério em questão, mas a falta de conhecimento mais profundo dos pediatras atrapalhou um diagnóstico mais precoce.

"– Que nada, senhora de Kwant. Seu filho é saudável, saúde de ferro. Ele vai falar, sim. Dê tempo ao tempo. Não fique ansiosa porque isso atrapalha. Ele é menino, e os meninos costumam mesmo ser mais lentos (risos)..."

Queria muito acreditar, mas não conseguia. Tinha alguma coisa errada com meu filho e ninguém parecia notar. Será que havia alguma coisa errada comigo? O tempo não solucionou os problemas do Edinho, pelo contrário, por volta de seu um ano e meio eu já tinha certeza que era autismo. Usei minhas qualidades de jornalista, minha profissão, para fazer um trabalho intensivo de pesquisa. Para mim, era autismo. Agora, precisava convencer os médicos.

Quando, finalmente, meus pedidos foram levados a sério, já havia se passado quase um ano. No dia que recebemos o diagnóstico, eu ouvi algo que já sabia, mas que torcia para não ser verdade. Meu filho era autista. Eu tive razão o tempo todo, mas ter razão nunca me deixou tão infeliz.

Aquela meia hora no consultório onde eu e Ed recebemos o diagnóstico foi uma montanha-russa de emoções: expectativa, ansiedade, medo, esperança, certeza e tristeza. Quanto mais os médicos falavam, mais eu perdia a vontade de falar, de perguntar mais. Graças a Deus meu marido tinha maior presença de espírito que eu e ia fazendo as perguntas mais importantes após o laudo final:

"– E agora? O que vai acontecer com nosso filho? Ele vai falar? Ele vai aprender? Ele vai poder frequentar uma escola?"

Os psiquiatras não souberam responder a todas as perguntas. Falavam e eu já não ouvia mais. Estava anestesiada. Alguma coisa ficou na minha mente até hoje, como as frases "...há possibilidade de haver também retardo mental..." e "...levem em conta que por volta da puberdade seu filho deva ir para uma instituição de cuidado intensivo para autistas severos..."

Não lembro de mais nada a não ser do abraço forte e carinhoso do meu parceiro de vida. Saímos do consultório em silêncio. Andamos até o estacionamento também calados, e assim ficamos por um bom tempo. São momentos em que só o silêncio cura.

Depois desse dia muita coisa mudou. Eu mudei. A mãe desiludida e medrosa deu lugar à mãe confiante e determinada. O menino severo se tornou leve. Ele nunca foi para a tal instituição que o psiquiatra premonizou.

Em 2011, aos 15 anos, meu filho recebeu outro diagnóstico, bem mais ameno, como autista leve com inteligência levemente acima da média. Aos pais que acabam de receber um diagnóstico, não se acorrentem a ele. O autismo é um espectro, com nuances, com caminhos a serem percorridos.

As intervenções são de imensa importância para o desenvolvimento e aprendizado geral dos nossos filhos. A mim isso não foi dito nesse momento crucial, onde devemos ter alguma esperança.

Aos especialistas e porta-vozes do diagnóstico, desejo um olhar mais positivo e com maior cuidado, para não assustarem os pais. E quando enumerarem as dificuldades da criança, enumerem também suas possibilidades, com ênfase nas intervenções que podem vir a fazer muita diferença no futuro da criança autista e de toda sua família. Indiquem uma assistência psicoemocional para que a família se empodere e fortaleça a criança autista.

Um dia, há duas décadas, eu vi o diagnóstico como o fim dos meus sonhos, e a sociedade, infelizmente, ainda vê o mesmo fim. O caminho sombrio é o que aparece primeiro. Ignore-o. Siga o caminho da luta, da resiliência, da aceitação, da diferença, da busca pelas terapias que vão ajudar seu filho e crie a sua própria realidade pós-diagnóstico. O diagnóstico não é o fim de nada; é só um novo começo.

CAPÍTULO 4 – ENCARANDO DE FRENTE

"A pior coisa que você pode fazer
é não fazer nada."

Temple Grandin

Rafaela resolveu procurar uma segunda opinião, decidiu que precisava buscar o melhor para Felipe. Recebeu a indicação de um renomado e experiente médico em São Paulo, dr. Geraldo Albuquerque. Após muito batalhar por uma consulta, conseguiu uma vaga com ele, que era o mais conceituado neuropediatra do país, especialista em atraso do desenvolvimento.

Dr. Geraldo iria atendê-los na sexta-feira, mas Rafaela estava tão ansiosa que chegou a São Paulo com três dias de antecedência, acompanhada de Felipe. Como de costume, procurou na livraria novos exemplares sobre o assunto. Foi então que encontrou uma obra que lhe chamou muito a atenção: "Universo Singular. Foi o primeiro livro que realmente gostou, e que apresentava casos similares ao do filho e que dava esperança e respostas.

Rafaela devorou o livro em dois dias, que consistia em histórias de superação com o tratamento de Autismo.

Enfim, sexta-feira chegou e dr. Geraldo os atendeu. Foram duas horas de muitas perguntas e atenção no comportamento de Felipe. Rafaela estava uma "pilha" e queria saber tudo que poderia fazer para o desenvolvimento do filho, foi quando desaguou a chorar, bombardeando o médico com perguntas:

"– Dr. Geraldo, vim de muito longe. Estou preparada pra qualquer coisa, preciso reconquistar a alegria na minha vida. Existe algum remédio para tratar o Autismo? O que eu posso fazer? Tempo, dinheiro, nada disso é problema. Eu vendo tudo, inclusive minha casa se for necessário, mas só quero minha vida de volta. O que eu faço para acabar com tudo isso? Meu sonho é fazer com que Felipe tenha uma vida normal."

"– Rafaela, o caso do Felipe não é grave. Conheço muitas e muitas crianças na mesma situação que, após uma intervenção adequada, intensiva e precoce, começaram a falar e interagir e tornam-se adultos funcionais e independentes. Há casos inclusive de crianças que saíram do espectro do Autismo. O Felipe tem apenas dois anos de idade e a plasticidade cerebral nessa idade é enorme, por isso o prognóstico é muito promissor."

Dr. Geraldo explicou que existe uma janela de oportunidade, e que os primeiros anos de vida são os mais propícios para transformar o desenvolvimento das crianças com Autismo. Uma intervenção precoce pode fazer toda a diferença. Por isso, o tratamento deve ser intensivo, uma corrida contra o tempo.

"– Você já ouviu falar em ABA?

Rafaela ficou apavorada. Disse que, pelo que via na internet, ABA era uma terapia muito maçante, as crianças odiavam e pareciam robôs ou animais adestrados.

O Dr. Geraldo riu e logo explicou que a maioria das pessoas têm uma visão bem distorcida sobre a terapia comportamental conhecida como ABA. E explicou que, se for desagradável para a criança, é porque o terapeuta não está sabendo aplicar direito.

Acrescentou que no presente momento há maneiras mais naturalistas de aplicá-la e que, até os dias atuais, é o tratamento que apresenta melhores resultados comprovados cientificamente e, por isso, é a recomendação da OMS – Organização Mundial de Saúde para o tratamento do Autismo.

Explicou que se trata de uma ciência que analisa o comportamento das pessoas, algo muito complexo e que requer muito estudo, mas que, em suma, visa aumentar a frequência de comportamentos desejados, por meio de reforçadores, ou seja, uma motivação, uma consequência positiva sempre que fizer algo esperado e desejado. E continuou:

"– Quando a criança percebe que sempre que realiza um determinado comportamento, imediatamente, algo que ela adora acontece, a probabilidade de repetir aquele comportamento aumenta muito. E isso é comprovado cientificamente.

Além disso, a análise do comportamento tem como objetivo também reduzir e até extinguir comportamentos inadequados. Ocorre que nossa educação foi totalmente o inverso, mas não podemos repetir esse padrão, especialmente, em relação às crianças com Autismo.

Quando éramos crianças, nossos pais não nos davam a menor atenção quando estávamos agindo corretamente. Por outro lado, se fazíamos algo errado, todas as atenções voltavam-se sobre nós.

Acontece que se o que a criança busca com aquele comportamento é receber a atenção dos pais, ela conseguiu precisamente aquilo que queria e, essa "bronca" é um reforçador, ou seja, acaba estimulando o comportamento indesejado.

Para dar fim a um comportamento indesejado, temos que descobrir a função desse comportamento, para então saber como agir. Além disso, devemos tomar uma série de medidas preventivas para que aquele comportamento não aconteça novamente.

Enfim, vocês vão entender na prática com a orientação dos profissionais que indicarei a vocês, que são especialistas em ABA e, poderão explicar tudo com muito mais propriedade.

É claro que a criança que está acostumada a fazer suas repetições o dia inteiro e que não é forçada a interagir, deve apresentar uma resistência no início, mas à medida que vai se desenvolvendo, fica muito satisfeita com suas conquistas e sente-se muito feliz, é claro. É importante persistir e não desistir jamais."

Explicou que as pessoas com autismo não interagem ou interagem muito pouco, não porque sejam incapazes ou porque não queiram interagir. Pelo contrário, sentem falta de criar relações de amizade, mas têm dificuldade e não sabem como agir nessas circunstâncias. Precisamos, então, fazer um treino dessas habilidades. O problema central do autismo é essa questão social e o atraso na linguagem é uma consequência disso.

Salientou que os próprios pais podem aplicar em casa, assim como, os professores na escola, sempre orientados pelos profissionais, mas que seria necessário pelo menos 10 a 15 horas de terapia estruturada por semana, em casa ou no consultório, além dos estímulos na rotina, para que produzisse resultados efetivos.

Recomendou então uma equipe multidisciplinar, com pelo menos 10 horas semanais de terapia comportamental ABA, além de terapeuta ocupacional e fonoaudiólogo para o tratamento do Felipe, e que essa equipe, além de aplicar as terapias, deveria treinar todos que convivem com ele, multiplicando assim as horas de estímulos, o que certamente propiciaria um melhor desenvolvimento.

E que Felipe fosse matriculado imediatamente em uma escola e que os professores fossem também treinados e orientados pela equipe, pois, o pedagogo é muito importante para completar esse time.

Dr. Geraldo disse por fim: "– Vou indicar três terapeutas comportamentais aqui de São Paulo para você ligar e conversar. Siga essas orientações e volte daqui a seis meses para analisarmos o desenvolvimento do Felipe".

Como já era sexta-feira à noite, Rafaela teve que aguardar ansiosamente até segunda-feira para começar a ligar para os nomes indicados, mas estava feliz e cheia de esperanças. Enfim, uma luz no fim do túnel apareceu.

Rafaela saiu para jantar no shopping com o menino. Felipe adorava passear, mas era extremamente exaustivo para a mãe, pois ele saía correndo loucamente e não tinha a menor noção de perigo. Saiu sozinho, descendo a escada rolante, mas por sorte conseguiu alcançá-lo.

Na segunda-feira, começou a fazer suas ligações. A primeira foi para Joana Alencar, que estava viajando e só retornaria em 15 dias, mas Rafaela não queria perder tempo.

Tentou então a segunda opção, Ricardo Gusmão, que também estava fora do país, fazendo um curso nos Estados Unidos e só voltaria dentro de três meses. Nesse momento Rafaela pensou em desistir. Parecia que nada funcionaria. Daria tudo para ter Luiz Henrique de volta naquele momento tão crucial.

Foi então que ligou para Mariana Aragão, que atendeu prontamente e foi muito solícita e carinhosa. Rafaela perguntou como funcionava o tratamento e ela respondeu: "Você já leu meu livro? Seria legal que lesse para você entender melhor como funciona..."

"– Ótimo, me passa o nome que vou comprar hoje mesmo."

"– Universo Singular".

"– O quê? Não acredito. Li esse livro semana passada e fiquei maravilhada. Depois de tantos e tantos livros, posso dizer que, com certeza, esse foi o meu favorito e o único que me trouxe respostas."

Então, começava ali uma duradoura relação de amizade e parceria entre Mariana e Rafaela.

"– Venha pra cá e vamos combinar tudo. Semana que vem você pode?"

"– Claro que sim. Posso hoje se você quiser. Ainda estou em São Paulo".

Na sala de espera, Rafaela desabafou com outra mãe, comentou o quanto estava ansiosa e que no fundo ainda tinha suas dúvidas se realmente era autismo. Aquela mãe, que já tinha percorrido um longo caminho, disse com sabedoria:

"– Não importa o diagnóstico, o que importa é trabalhar com as dificuldades que seu filho tem. Se houvesse dúvida de que ele tivesse diabetes, certamente você evitaria doces na dieta dele, não é? Fique tranquila, as terapias não irão prejudicá-lo de forma alguma, pelo contrário, o máximo que pode acontecer é deixá-lo mais inteligente." E deu uma risada.

Rafaela se sentiu mais confiante, e já na primeira consulta a terapeuta Mariana fez uma longa análise e montou um PIT – Plano Individual de Tratamento para Felipe.

Ela explicou que crianças neurotípicas aprendem a falar e interagir, assim como uma infinidade de outras coisas, por meio da observação e imitação, enquanto crianças com autismo têm dificuldade nessas duas coisas, ou seja, observar as pessoas e imitá-las.

Acrescentou que não se trata de uma incapacidade e que, com estímulos intensivos e adequados, é possível desenvolver essas habilidades. Para estimular a observação, já no início do tratamento, Mariana buscou melhorar o contato visual de Felipe. Para Rafaela aquilo parecia impossível, pois o filho sempre se esquivava.

Quando questionada sobre as brincadeiras favoritas de Felipe, Rafaela contou que ele adorava ser jogado para cima. Então Mariana começou a jogá-lo repetidamente, até que, no auge da brincadeira, dava uma pausa e esperava que Felipe olhasse para ela, ou fizesse qualquer outro ato comunicativo, para então continuar.

Aos poucos, Felipe foi melhorando seu contato visual, constantemente atraído pelas divertidas brincadeiras de Mariana, que fazia muita festa sempre que ele cumpria qualquer objetivo traçado, por mais simples que fosse.

Sempre que ele cruzava seu olhar com Mariana, mesmo que fosse uma fração de segundos, ela oferecia imediatamente reforços positivos, ou seja, entregava um brinquedo que ele gostava ou fazia alguma brincadeira de sua preferência.

Assim como dr. Geraldo, Mariana explicou que, se Felipe fosse reforçado sempre que tivesse um comportamento desejado, aumentariam as chances de repeti-lo. Por isso devemos reforçar apenas aquilo que for adequado, pois, o reforço leva ao aumento da frequência do comportamento.

Por outro lado, não podemos reforçar comportamentos inapropriados, por exemplo, dar colo à criança quando estiver chorando sem motivo. Caso contrário, os choros só vão aumentar.

Rafaela ficou maravilhada com tudo aquilo e se entusiasmou, esperançosa em vivenciar muitos momentos de interação e alegria com Felipe. Já não se sentia mais tão insegura e começou a entender melhor como deveria agir com o filho.

Para estimular a imitação, Mariana pediu que Rafaela se sentasse atrás dele e dizia: "– Felipe, faz igual." e fazia um movimento simples, como tapar os olhos com as mãos. Rafaela, na mesma hora, deveria, por trás dele, como uma sombra, dar ajuda física a Felipe, para que fizesse o mesmo movimento, pegando suas mãos e tapando os olhos.

Assim que completasse a imitação, mesmo que com ajuda total, Felipe era reforçado imediatamente com parabéns, palmas e um tempo com um brinquedo que ele adorava.

Para aumentar o repertório de brincadeiras, e assim torná-lo mais hábil a brincar com outras crianças, Mariana ensinou que quando Felipe estivesse brincando, Rafaela teria que, ao invés de propor uma nova brincadeira, seguir sua liderança e imitar o que ele estivesse fazendo.

Se estivesse girando as rodinhas de um carro, ela deveria pegar outro e fazer igual. Assim estaria despertando o interesse de Felipe de brincar com ela e ainda estaria estimulando a habilidade de imitação de maneira mais natural.

Explicou que, sempre que Felipe estivesse bem engajado na brincadeira com ela, teria que fazer três vezes o que ele estivesse fazendo, de forma bem divertida, fazendo sons engraçados, narrando o que ele estivesse fazendo, ajudando a cumprir seus objetivos e, então, propor uma nova variação, como fazer o carro subir na parede, por exemplo. Nessa hora, recomendou que esperasse que Felipe a imitasse e, se não o fizesse, deveria repetir e esperar novamente, caso contrário, ela poderia fazê-lo cumprir a ação dando ajuda física, pegando em sua mão para completar o movimento igual.

Então, assim precisaria sempre repetir, na proporção de três para um, mas só depois que ele estivesse bem engajado e se divertindo com a presença do outro. Caso apresentasse resistência, deveria recomeçar as atividades, esperando novamente que ele estivesse bem envolvido, para então repetir a regra do três para um.

Mariana recomendou que treinasse alguns comandos com ele, como: "– Felipe, bate ali", fazendo cumprir com ajuda física, pegando em sua mão e depois dando reforço, até que ele entendesse que aquele comando correspondia àquela ação e, portanto, compreendendo aos poucos o sentido da linguagem.

Explicou que os comandos deveriam ser sempre com algo não familiar, um pedido novo e não algo habitual. Coisas que estivesse acostumado, como apagar a luz ou jogar algo no lixo não valiam, porque as fazia por condicionamento e o objetivo era que realmente fizesse uma associação do que foi pedido.

No início, Rafaela poderia começar com comandos simples, como: "me dá a colher" e depois duplos: "pegue a colher e coloque sobre a mesa".

Explicou que, quando ele estivesse na presença de uma colher, por hábito e condicionamento tenderia a colocar na boca e que Felipe só estaria fazendo a interpretação efetiva do comando quando atendesse o pedido da forma solicitada – nesses exemplos, entregar à mãe e colocar sobre na mesa.

Se ele colocasse na boca, jogasse ou usasse a colher com outra função, mostraria que não estava sob controle da atenção auditiva. Portanto, para que estivessem certos de que Felipe estava de fato entendendo o que estava escutando, o comando precisaria ser muito diferente do habitual.

Salientou que aprender comandos é uma habilidade imprescindível, pois a discriminação do que estamos ouvindo é um pré-requisito para a fala funcional, que não acontece se a criança ignora nosso som.

Mariana explicou que não adiantaria que ele falasse aleatoriamente e sem sentido, o objetivo era que Felipe falasse para se comunicar e que, antes de falar com função, seria necessário que ele ouvisse com função. Para entender melhor isso, citou como exemplo o caso de pessoas com surdez que, por não conseguirem ouvir, também não conseguem falar:

"– É muito importante que ele ouça e discrimine o que está escutando e siga o nosso pedido para ter uma relação entre significante e significado, ou seja, relacionar aquele som com determinada ação".

Outra recomendação, era falar com Felipe usando poucas palavras, sob pena de ele não entender nada. Rafaela precisava falar pouco para que ele pudesse associar uma palavra de cada vez e realmente discriminar o significado delas.

Para estimular a independência nas atividades da vida diária, explicou que qualquer objetivo a ser alcançado com Felipe teria que ser fracionado em diversas etapas e roteirizados com ajuda visual, pois, geralmente, as pessoas com autismo aprendem com mais facilidade por meio de imagens.

Afinal, o que é muito fácil para pessoas típicas, como ir ao banheiro e outras atividades, pode ser muito complexo para pessoas com autismo e vice-versa. Acrescentou que estimular a independência de Felipe deveria ser a maior prioridade.

Então entregou à Rafaela alguns roteiros visuais para colar em casa, por exemplo, colar na parede do banheiro, ao lado do vaso, um roteiro com imagens com o passo a passo exemplificando a ação, seguindo cada etapa cumprida de um reforço.

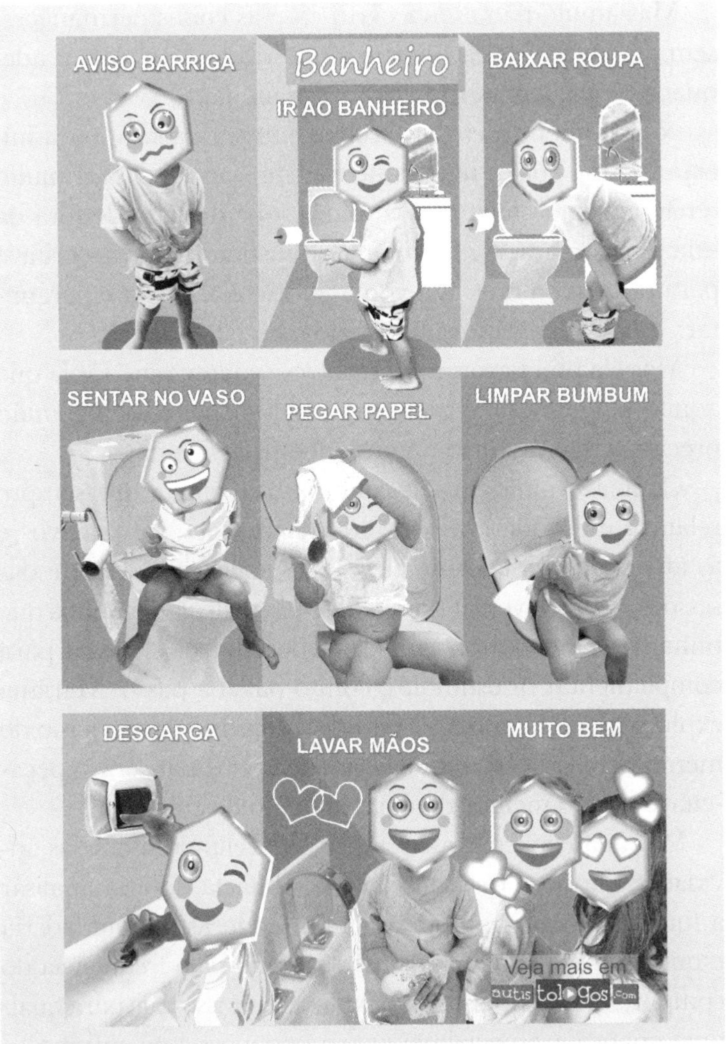

Rafaela nunca havia se dado conta que as atividades do nosso dia a dia eram tão complexas. Claro que Felipe resistiu bastante no começo a tantas mudanças, pois, estava acostumado a passar o dia inteiro fazendo o que queria, isolado, com suas próprias repetições.

Mas aquilo não estava certo e, se as coisas permanecessem assim, não teria oportunidade de se desenvolver adequadamente, então, tudo precisava mudar.

Nos momentos em que Felipe entrava na sala, para iniciar a sessão com a terapeuta, ele começava a chorar muito e não era nada fácil para Rafaela, que do lado de fora da sala rezava para se controlar. Seu instinto materno gritava para proteger a cria. E a vontade dela era entrar e perguntar: "– Por que você está fazendo meu filho chorar?"

Mas ela precisava ser racional e se conter, pois, sabia que aquilo parecia cruel, mas era o melhor para Felipe, então precisava resistir àqueles pensamentos irracionais.

Confiava muito na terapeuta que escolheu, que sempre relatava tudo que era realizado nas sessões, os objetivos e as atividades feitas com Felipe. Ela dedicava boa parte das sessões para conversar com Rafaela, explicar os ganhos que tinham alcançado e o que ela poderia fazer em casa para complementar os estímulos, com o passo a passo. Mariana explicava que cada oportunidade de ensino no cotidiano do menino era crucial, e essa orientação dos pais era a peça-chave para o melhor desenvolvimento de Felipe.

Mariana explicou que sempre que Felipe resistisse às atividades, chorasse ou fizesse birras, Rafaela deveria analisar a função daquele comportamento, sendo assim, entenderia o que fazer e como agir e, então, diminuiria a frequência do comportamento indesejado. Explicou que isso vale para qualquer criança e, especialmente, para crianças com autismo.

Se o objetivo fosse adquirir algum objeto, Rafaela não poderia entregá-lo, ou deixar que ele o pegasse enquanto estivesse chorando. Neste momento, colocá-lo fora de seu alcance e manter a calma, fazendo "cara de paisagem". Somente quando Felipe tivesse se acalmado é que deveria incentivá-lo a realizar um ato comunicativo adequado, como apontar para o objeto, mesmo que com ajuda física total e, então, imediatamente, entregá-lo.

Desta forma, entenderia que obtém objetos quando aponta e não quando chora, aumentando a comunicação não verbal e diminuindo os choros. Se o choro ou a birra tivessem como objetivo a fuga, ou seja, evitar o contato social com alguém ou esquivar-se de cumprir alguma tarefa, Rafaela não poderia permitir que Felipe fugisse nessas situações, contendo-o fisicamente com cuidado. Passada a birra, ensinar a negar adequadamente, seja com o dedo, com a cabeça ou falando não.

No entanto, se o objetivo fosse chamar atenção (quando a criança tenta ser vista e checa repetidamente se todos estão olhando), teria que ignorar Felipe, evitando contato visual ou qualquer tipo de atenção durante o mau comportamento, muito menos brigar, porque isso definitivamente também é uma forma de dar atenção. Após ter se acalmado, ensiná-lo como atrair adequadamente a atenção dos outros, seja chamando pelo nome (quando fosse verbal), vocalizando com intenção (pré-verbal), puxando pela mão ou vindo na frente das pessoas.

E, finalmente, se o objetivo fosse controle, ou seja, quando Felipe não quisesse simplesmente um objeto, mas o quisesse do seu jeito, como manter os seus carrinhos em perfeita fileira sem permitir que ninguém participasse da brincadeira, deveria aos poucos dessensibilizá-lo, permitindo que ele fizesse um pouco à sua maneira e que alterasse gradativamente, nem que no início fosse apenas encostar em um carrinho por uma fração de segundos. As mudanças deveriam ser muito pequenas, até que atingisse um novo patamar. Caso contrário, sua presença seria tão aversiva que Felipe poderia evitar todo e qualquer contato.

Afinal de contas, pessoas com autismo apresentam grande rigidez mental, não gostam de mudanças, por isso têm dificuldades de experimentar alimentos, de frequentar locais diferentes etc. Para lidar com essa dificuldade, devemos usar a técnica de aproximações sucessivas.

Por exemplo, no caso de um alimento que a criança sente repulsa, primeiro devemos deixar o alimento na mesa bem longe dela. Quando ela começar a tolerar, vamos aproximando aos poucos. Passados alguns dias, colocamos em seu prato, sem precisar experimentar. Quando estiver aceitando normalmente o alimento em seu prato, é que devemos fazer a criança experimentar, apenas lambendo no início, depois ingerindo um pequeno pedaço. Esse processo deve levar o tempo que for necessário e respeitar os limites da criança, do contrário, a rejeição pode se tornar ainda maior.

Mariana explicou ainda que, antes da extinção dos comportamentos inapropriados, há um período de piora antes da melhora. Então se, por acaso, Felipe tentasse agredi-la ou autoagredir-se, Rafaela deveria segurar por pouco tempo as mãozinhas ao lado de seu corpo, sem agressividade e sem alterar a face, dizendo calmamente: "– bater não", com um tom de voz monótono e formal, sem dar atenção. Se ele insistisse, poderia segurar por mais um tempo.

Aquela situação assustou um pouco Rafaela, mas funcionou. Antes dessas instruções, ela e todos que conviviam com Felipe faziam tudo que ele queria, justamente quando ele se comportava mal. Bastava o menino começar a chorar, ou gritar que todos faziam tudo que ele quisesse.

E qual era a consequência disso? Felipe aprendia que não precisava apontar, olhar, ou realizar qualquer outro ato comunicativo, pois a comunicação que melhor funcionava com todos eram o choro e os gritos.

A primeira mudança, então, ocorreu na própria Rafaela que, o invés de se conformar com as brincadeiras solitárias de Felipe, passou a fazer de tudo para despertar a atenção e o interesse de Felipe. Sentava frente a frente ao filho, sempre buscando contato visual, mas respeitando uma distância que o deixasse confortável e, se ele estivesse brincando de avião, ela vinha com outro e com muita empolgação fazia: "– Vuuuuuuuum!" Se fosse um trem: "Piuí!", e assim por diante.

O início foi o mais difícil, porque tinha a impressão de que estava falando com uma parede, ele agia como se ela não estivesse ali ou fugia, mas Rafaela não desistia e ia atrás dele.

Embora simulasse alegria, aquilo tudo era desesperador. Afundava-se sozinha, sem ter em quem se apoiar. Sofrendo com a ausência do marido, Luiz Henrique, e sem o suporte da família nesse sentido, era uma luta solitária, mas que ela estava determinada a superar.

Rafaela se deu conta que, como ele não falava nem interagia com ela, passou a falar e interagir cada vez menos com Felipe, mas isso tinha que mudar. Percebeu que estava dando banho nele sem pronunciar uma palavra sequer. Mas quando entendeu que deveria fazer justamente o contrário, aquele momento passou a ser o momento mais divertido do dia.

E, então, ela levou brinquedos para a hora do banho, e fazia efeitos sonoros com eles, colou letras e números na parede e começava a apontar e ditar um a um, nomeava cada parte do corpo dele à medida que ia lavando etc.

Apesar de ser extremamente trabalhoso, era a hora do dia que mais gostava, pois notava o quanto era divertido para Felipe e sentia que ele começava a despertar interesse por ela.

As bolinhas de sabão eram o seu grande truque, visto que o garoto adorava correr atrás para estourá-las e se divertia muito com a brincadeira e nessas horas, se aproximava mais da mãe, que aguardava que ele fizesse contato visual, ou outro ato comunicativo, para continuar a brincadeira.

Cada vez que saíam de carro, não ficava quieta nem um minuto sequer, buscava fazer com que ele prestasse atenção em tudo ao seu redor o tempo todo.

Outra ideia de estímulo que Rafaela teve, foi criar uma *playlist* de músicas infantis com letras simples no aplicativo. Quando estavam em casa ou no carro, aquelas músicas estimulavam a verbalização de Felipe e deixavam o ambiente muito mais animado e ele adorava.

E assim, prosseguia com a missão de estimular o filho o tempo todo, na hora das refeições, ao acordar, na hora de escovar os dentes, antes de dormir etc. Com esse empenho único de Rafaela, somado às terapias intensivas, Felipe começou a se desenvolver de forma incrível e isso despertava nela o interesse da vida.

Às vezes, pensava que não suportaria tanta responsabilidade, todo aquele trabalho contínuo, mas cada sorriso de Felipe, cada conquista, eram o combustível que ela precisava para seguir em frente.

Ocorre que, passado algum tempo, Felipe continuava sem verbalizar, o que preocupava demais Rafaela, que angustiada perguntou à Mariana se o filho não falaria

Mariana explicou que a fala funcional é a cereja do bolo. Para que uma pessoa fale com o objetivo de se comunicar e não apenas repetindo palavras, é necessário que se desenvolvam alguns pré-requisitos, como a observação, a imitação e a linguagem não verbal (apontar, fazer contato visual, bater palmas, dar tchau etc.), assim como a atenção compartilhada, ou seja, alternar a atenção entre os objetos e as pessoas. Tudo isso já estava sendo trabalhado com Felipe nas terapias.

Começariam a trabalhar com o primeiro passo do comportamento verbal[2]. Nesta etapa o objetivo seria estimular Felipe a emitir sons. Ele poderia falar qualquer coisa, emitir qualquer som, que seria reforçado com o *feedback* do modelo adequado. Rafaela deveria relacionar o que ele falou com algo que achasse que gostaria de ter falado, ou com algo que estivesse de acordo com o contexto da situação.

Por exemplo, se ele falasse "a", Rafaela deveria fazer festa e falar: "– Muito bem, mamãe! A mamãe está aqui", ou seja, agir como se ele tivesse falado "mamãe".

Deste modo, Felipe associaria que sempre que emitia um som, aconteceria alguma coisa legal e, portanto, começaria a emitir vários sons, porque associaria a verbalização a um reforço positivo. Então, todas as vezes que emitisse um som, Rafaela deveria parar tudo que estivesse fazendo para dar atenção a ele e repetir o que ele "falou" e fazer ou dar alguma coisa legal ao menino.

Havia chegado o momento de retornar ao neuropediatra, dr. Geraldo que, após mais de duas horas de análise e muita conversa, explicou que Felipe progrediu muito, contudo os avanços poderiam ter sido mais expressivos.

Felipe já não estava mais tão agitado, aceitava melhor a presença da mãe e de outras pessoas, mas ainda não interagia o suficiente, nem se comunicava como o esperado. Sua sugestão era iniciar com medicação e explicou que não existe remédio para o autismo, mas para algumas de suas comorbidades, ou seja, outras patologias que podem estar associadas ao autismo.

Dr. Geraldo acreditava que com a medicação indicada, Felipe aproveitaria melhor as terapias e os estímulos, porém Rafaela ficou desesperada.

---

2 8 Passos do Comportamento Verbal baseado no Método Mayra Gaiato.

"– Doutor, mas ele não vai ficar viciado? Não vai viver dopado?"

"– Rafaela, esses remédios não viciam, são muito seguros e não são para vida a toda. Precisamos aproveitar essa fase de plasticidade cerebral para explorar todo seu potencial. Esse período não volta mais. Vamos acompanhar para acertar a dose, começando pela menor possível e aliada às terapias, essa medicação pode apresentar excelentes resultados."

Rafaela saiu transtornada do consultório e refletiu muito sobre o assunto. Ligou para os pais e por sorte foi Sr. Francisco quem atendeu:

"– Papai, estou desesperada! O Felipe vai ter que tomar medicação!"

"– Minha filha, mas que importância isso tem? Se ele estivesse machucado e fosse ao hospital, você agradeceria quando o médico lhe desse uma medicação, não é? Não fique preocupada. Se o médico receitou, é porque, certamente, é o melhor para o Felipe, fique em paz. Vai dar tudo certo."

"– Verdade, pai. Obrigada! Nada como ouvir a voz da sabedoria."

MEDICAÇÃO

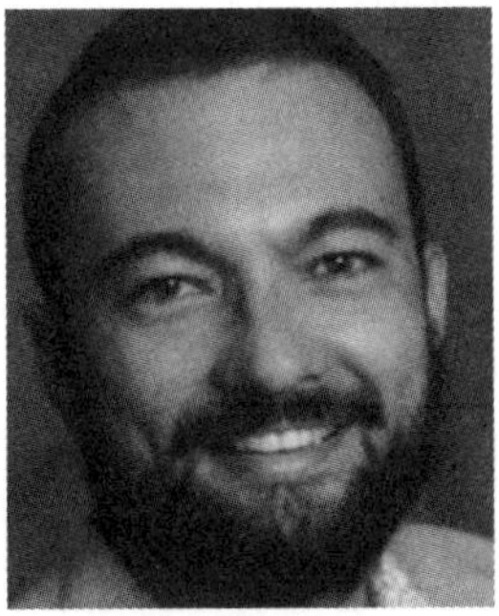

Graduado em Medicina pela FURG, Universidade Federal do Rio Grande, com especialização em Psiquiatria pela PUCRS e em Saúde Mental da Infância e Adolescência pela UNIFESP/UPIA, dr. Rodrigo é mestre em saúde coletiva pela UNESC e referência no diagnóstico e tratamento de crianças com Autismo no Brasil, assim como no cuidado com o equilíbrio emocional das famílias. Para saber mais, acesse seu instagram @drrodrigosilveira.

Dr. Rodrigo Silveira

Em primeiro lugar, é importante ressaltar que ainda não existe nenhuma medicação propriamente para o tratamento do TEA – Transtorno do Espectro Autista. Isso não existe. O tratamento para o autismo, na verdade, consiste em terapias comportamentais baseadas na ciência ABA, esse é o tratamento.

Mas é recomendável administrar algumas medicações, quando alguns sintomas estão atrapalhando demasiadamente o tratamento e a vida da criança.

Por exemplo, uma criança que não consegue dormir, nunca terá condições de fazer uma regeneração cerebral. Sempre iniciamos adotando medidas comportamentais, por exemplo, atividades físicas e outras mudanças na rotina. Mas quando essas tentativas se esgotam é muito importante utilizar o tratamento farmacológico como uma ferramenta. E quanto menor é a criança, mais essa verdade é válida, mais temos que tentar buscar outras alternativas antes de optar pela medicação.

No geral, as pessoas vão ao médico achando que seu único trabalho é prescrever um fármaco, mas a prescrição médica do tratamento não consiste só em recomendar medicamentos. Então, quando você prescreve atividade física, higiene do sono, você está fazendo uma prescrição médica. Quando você recomenda a um pai que seu filho deve diminuir o tempo no celular, tablet ou na TV, enfim, quando você explica aos pais que precisa haver uma mudança na rotina da criança, você está prescrevendo um tratamento.

A farmacologia é mais uma das ferramentas que temos. Como se trata de um problema complexo, temos que desenhar também um tratamento complexo, ou seja, agir em diferentes frentes.

Sendo assim, a prescrição de fármacos é recomendada quando persistem sintomas importantes após essas medidas. Principalmente na questão do autismo, muitas vezes, recorremos ao uso da medicação por um prazo mais curto, algumas vezes por um prazo mais longo. Mas o fato é que, quando conseguimos amenizar os sintomas, ajudamos a criança a prosperar.

Existe um mito de que o remédio deixe a criança dopada, esse mito não é voltado apenas para o autismo. A maioria das pessoas acreditam que medicações psiquiátricas servem apenas para deixar a pessoa dopada, porque isso de fato acontecia no passado, quando a única utilidade desses remédios era obter esse efeito.

A partir da década de 1980, houve uma grande evolução no âmbito da saúde mental, de forma ampla. Foi quando surgiu a fluoxetina, que é um antidepressivo bem mais leve do que se tinha antes. Nessa época começou até a haver uma cosmética e o abuso do uso de medicamentos, justamente por serem mais leves.

E foi justamente quando surgiu a ciência ABA e as neurociências, havendo uma grande revolução do entendimento do TEA.

Enfim, quando a medicação é corretamente administrada para pessoas que estão realizando o tratamento do autismo, regra geral, não deve deixar a criança dopada. Neste caso, vale a máxima de que "a diferença entre o veneno e o remédio é a dose", ou seja, o uso de medicamento precisa ser muito bem prescrito e acompanhado.

Apenas nos casos extremamente graves, que são muito raros, especialmente, nos casos em que não houve acesso ao tratamento, eventualmente o remédio pode ser usado para oferecer uma certa sedação, com o objetivo de fornecer uma melhora na qualidade de vida daquela pessoa e de sua família. É o que se chama de contenção química, com o objetivo de evitar, por exemplo, que a pessoa se agrida e reduza sua agitação psicomotora e psicológica.

Geralmente, o primeiro fator que exige medicação é o sono. Como as crianças com autismo, em sua maioria, têm muita dificuldade de dormir, isso acaba gerando uma dificuldade para o tratamento funcionar e para o neurodesenvolvimento acontecer de maneira adequada.

Então, inicialmente, adotamos medidas socioeducativas e, caso não sejam suficientes, partimos para medicação, que pode ser, desde fármacos muito leves, como é o caso, por exemplo, da melatonina, até medicações mais pesadas. Mas é importante que isso seja pensado individualmente para cada paciente, e partindo sempre da menor dose possível, para abrandar aquele sintoma e melhorar a qualidade de vida daquela criança.

Outra questão que habitualmente leva ao uso de medicações é a regulação das emoções, diminuindo a raiva e o medo, por exemplo. Para esses sintomas os médicos administram o Risperidona.

Afinal, uma criança que tem dificuldade em lidar com as frustrações, por exemplo, gerando um acesso de raiva muito intenso, causado por uma dificuldade de autoregulação, este sofrimento gera uma descarga de hormônio prejudicial ao seu desenvolvimento neurológico.

Nessas situações, além de "queimar o filme" perante os pares e familiares, vai fazer com que a criança "queime os fios", porque os surtos levam a um desgaste do sistema nervoso. E tudo que pretendemos com o tratamento é precisamente o contrário, ou seja, construir um cérebro mais saudável, organizar as redes neuronais e possibilitar que a criança tenha a capacidade de autoregulação, enfim, que ela se desenvolva bem.

Então, para um bom desenvolvimento neurológico, é imprescindível que se dê à criança alternativas para melhorar a regulação das emoções.

Em relação ao TDAH – Transtorno do Déficit de Atenção e Hiperatividade, acreditava-se anteriormente que se tratava de um transtorno associado ao autismo. No entanto, hoje sabemos que, na verdade, isso faz parte do cerne dos problemas. E, novamente, quando a gente está fazendo ABA e se intervém precocemente e de forma intensiva, estamos fortalecendo circuitos relacionados à atenção.

Por outro lado, as questões atencionais são bem mais complicadas de medicar, porque costumam trazer muito mais problemas do que benefícios. Por exemplo, quando se faz o uso de Ritalina para uma criança com autismo, a chance dela ter uma piora de estereotipias e outros efeitos colaterais indesejados é muito elevada.

No entanto, quando são administrados medicamentos para o sono e a regulação das emoções com antipsicóticos, há uma melhora automática na capacidade da criança de se concentrar e também uma redução nas estereotipias motoras.

Em relação ao potencial adictivo, e isso vale para todas as outras questões psiquiátricas (não só o autismo), as medicações que têm potencial de causar vício são àquelas cujas receitas são amarelas ou azuis e cuja embalagem apresentam tarja preta. Os remédios cuja receita é branca, não causam dependência.

Os medicamentos administrados com mais frequência para pessoas com Autismo são os antipsicóticos, que não causam dependência, porque não fazem um efeito imediato.

Por outro lado, medicações como Rivotril, que trazem um benefício imediato de relaxamento para o corpo, e que geram uma tranquilidade e uma sonolência, com uma única dose, são as que causam a dependência.

A Rispiridona e o Aripiprazol, que são as duas medicações mais usadas para o autismo, embora tenham certo efeito imediato, levam ao efeito mais efetivo após o uso constante ao longo de vários dias.

Sempre brinco com meus pacientes que, se a pessoa tivesse que beber por uma semana para sentir o efeito do álcool ou fumar durante vários dias para sentir o efeito do cigarro, provavelmente quase ninguém fumaria ou beberia. E essa verdade vale para os remédios também.

Visto isso, é importante entender que essas medicações não causam dependência e, na dose adequada, não servem para deixar as pessoas dopadas. Esses fármacos servem para diminuir os sintomas prejudiciais e fazem com que a pessoa aproveite as oportunidades para o desenvolvimento do cérebro humano.

CAPÍTULO 5 – INTERVENÇÃO PRECOCE

"Meu conselho é que sempre deves perseverar".

Temple Grandin

Realmente a medicação foi primordial no caso de Felipe, pois ele evoluiu muito. Começou a interagir com a mãe e com todos que participavam do seu cotidiano, a fazer muito mais contato visual, apontar, imitar e a emitir vários sons.

Nesse momento, Rafaela deixou de se sentir enlutada em relação ao diagnóstico de Felipe. Tinha aceitado o desafio, sua nova vida.

Pensava que, dali em diante, tudo daria certo e que o plano de Deus é perfeito. Faria tudo que estivesse ao seu alcance para que ele se desenvolvesse da melhor forma possível.

Por outro lado, se policiava para aceitar as limitações que persistissem e para não colocar expectativas exageradas sobre o filho. Seria um passo de cada vez.

No retorno com Mariana, chegou entusiasmada para contar as novidades. Felipe estava emitindo muitos sons.

Rafaela tinha certeza que receberia muitos elogios e sairia de lá mais feliz ainda. Mas não foi bem assim, Mariana comemorou e disse que estava ótimo, mas que não poderiam perder tempo e que partiriam para o próximo passo.

Cada etapa era mais desafiadora e Rafaela não sabia se ficava feliz ou entrava novamente em depressão, era um misto dos dois. Havia dias que nem ela se aguentava, mas estimular Felipe era seu novo propósito de vida e aquela menina que não se contentava com menos que 10 na escola, também não ficaria tranquila até saber que havia feito tudo pelo filho.

Pensava que com o tempo tudo ficaria mais fácil, porém cada vez mais os objetivos se mostravam mais difíceis e trabalhosos.

Recebeu então uma desafiadora missão, o 2º Passo do Comportamento Verbal. Nesta fase, sempre que Felipe quisesse algo, precisava verbalizar, ao menos balbuciar algo próximo ao modelo verbal.

Como ele já havia percebido que precisa emitir sons e que isso trazia um *feedback* positivo do ambiente, o objetivo agora era modelar esse som.

Por exemplo, se ele quisesse um carrinho, Rafaela deveria colocá-lo em frente ao seu rosto, garantir que ele estivesse prestando atenção aos movimentos de sua boca, e dizer: "– Se você quer o carrinho, então fale: CAR-RI-NHO", falando a palavra-modelo de forma clara e pausadamente.

E nesse momento, mexendo cuidadosamente no queixo de Felipe, mostrar que esperava o movimento da boca e, então, aguardar a verbalização. Se ele não falasse nada, Rafaela deveria repetir apenas mais uma vez: "Se você quer o carrinho, então fale CAR-RI-NHO".

Nesta 2ª fase, não seriam mais aceitos sons aleatórios, mas apenas sons relacionados à palavra modelo. Rafaela o deixaria variar até chegar nesse ponto, até que Felipe emitisse um som muito parecido com carrinho.

"– Fique tranquila, Rafaela. Quando as crianças ainda não estão prontas para essa etapa, nós redirecionamos a apontar ou a fazerem outro ato comunicativo possível de auxiliar com ajuda física. Mas não é o caso de Felipe. Ele já tem plenas condições de verbalizar com função. Estamos avançando para essa etapa de forma programada, pois ele já tinha emitido sons em outros momentos".

Mariana salientou que para que conseguisse seguir esse modelo e imitar esse comportamento verbal, ele precisaria estar craque na imitação motora, que era algo que precisavam manter e trabalhar constantemente.

Explicou que uma criança que não imita na função motora não consegue imitar no verbal, e para fazer imitação motora, precisaria melhorar o contato visual. Além disso, para modelar os sons, para discriminá-los, Felipe teria que ouvi-los muito bem. Portanto, era imprescindível também permanecer estimulando o seguimento de comandos. Enfim, Mariana explicou que estava tudo interligado.

Nesta fase, deveria dar dica visual – mostrar o carrinho, e verbal – falar o modelo da palavra. Caso ele não fizesse nenhuma verbalização próxima ao modelo, Rafaela deveria guardar o carrinho e garantir que ele não o alcançasse, para que o garoto entendesse que, para obter as coisas que desejava, era necessário verbalizar.

Recomendou que evitasse esse tipo de exigência com comidas, água ou outras coisas necessárias, que o fizesse apenas com supérfluos, para que quando exigisse a verbalização, não cedesse em nenhuma hipótese.

Essa fase deixava Rafaela com o coração partido, pois frustrava demais o filho, que no começo não entendia simplesmente nada quando ela resistia e não dava o que ele queria.

Foram dias desesperadores para ela, porém se mantinha firme e com muitas esperanças de que Felipe deslancharia a falar. Esse era seu maior sonho.

Até que um dia, quando ele queria seu carrinho favorito, que Rafaela propositalmente deixou fora de seu alcance, assim que deu o modelo da palavra, Felipe balbuciou: "– O".

A mamãe fez a maior festa do mundo. Um pequeno balbucio tornou-se a palavra mais completa e linda de sua vida. A partir de então, Felipe começou a entender que deveria verbalizar, ou seja, falar para obter o que queria e se divertir muito com isso. Com as dicas visuais e verbais, Felipe começou simplesmente a nomear todos os objetos.

No retorno com Mariana, chegou entusiasmada para contar as novidades. Chorava emocionada ao contar que ele tinha falado "mamãe" e que estava interagindo muito mais.

Então, passaram a trabalhar na 3ª Fase do Comportamento Verbal, na qual continuaria a oferecer dicas visuais e apenas uma parte da dica verbal, falando: "– carrinh...", para que o menino completasse o restante da palavra.

À medida que aquela dica verbal fosse se tornando fácil para ele, Rafaela deveria dificultar aos poucos, "comendo" mais um pedacinho da palavra, até ele chegar ao ponto de falar só o "c". E assim foi, com a dica visual e parte da dica verbal, Felipe começou a completar todas as palavrinhas.

Sendo assim, já estava na hora de passar para a 4ª Etapa do Comportamento Verbal. Nesta etapa era oferecida apenas a dica visual. Rafaela deveria mostrar os objetos para Felipe e perguntar: "– O que é isso?" até que ele conseguisse nomear os objetos.

Quando fosse uma palavra nova que ele não conhecesse, voltaria para o passo 2 e mostraria como se chamava aquela coisa, voltaria para o passo 3, pra ele completar a palavra, até então, ele aprender de forma consistente.

Com o passar dos dias, Felipe começara a falar diversas palavras, que foram ficando cada vez mais perfeitas. Ele começou a entender o sentido da linguagem. Uma grande vitória para todos.

Rafaela começou a treina-lo também a responder perguntas simples e cotidianas. Fez o que ela chamava de treinamento de papagaio.

Primeiro perguntava: "– Qual seu nome?" e dava o modelo da resposta: "– Felipe". Repetia a pergunta e esperava que ele respondesse, senão oferecia uma ajuda falando o início da palavra, esperando que ele a completasse. E assim fazia repetidamente, até que ele respondesse sozinho.

Depois fez o mesmo com a idade, com o nome da mãe, da escola, da professora. Desse modo Felipe aprendeu a responder diversas perguntas rotineiras, o que fez com que melhorasse bastante sua interação com as pessoas que encontrava no elevador, na porta da escola, ou no shopping, pois sabia responder as perguntas que todos faziam. E ele ficava muito feliz em responder.

E como ele já sabia nomear os objetos, passaram para passo de número 5. Nesta etapa tirariam mais um pedacinho da dica.

Mariana explicou que era tudo controlado, que nada era feito radicalmente, usando sempre a regra das aproximações sucessivas. Neste caso, de forma inversa e tirando as dicas aos poucos para não ter margem de erro.

Na 5ª Etapa do Comportamento Verbal não havia mais a dica visual. Rafaela deveria descrever apenas as funções e características do objeto e Felipe deveria dizer o que era, como em um jogo de "O que é, o que é".

No início, sugeriu que colocasse alguns objetos em uma caixa, para que ele pudesse apalpá-los, mas não pudesse vê-los. Por exemplo, "anda nos trilhos e faz piuí" e ele deveria dizer: "– trem", ou: "– leva quem está com dodói, faz ió", "– ambulância" e assim por diante.

Quando ele estivesse mais afiado, poderia tirar a dica tátil, fazendo a brincadeira sem o material concreto – que ele não via, porém apalpava. A partir de então, perguntar, por exemplo: "– qual animal que faz piu-piu? qual a parte do corpo que usamos para cheirar?"e etc. E, então, Felipe aprendeu a função dos objetos e as características de cada um deles e começou a falar com facilidade o nome de toda as coisas.

Rafaela já estava começando a ver os progressos do filho e o quanto o tratamento adequado poderia mudar o destino das crianças com TEA. A partir desses acontecimentos, finalmente, decidiu que queria contar ao mundo que tinha um filho com autismo e que sentia muito orgulho dele.

Se o preconceito começava em casa, ela tinha que acabar com isso, tinha que mudar primeiro a si mesma e depois o mundo.

Começou a aceitar e encarar com naturalidade que tinha um filho diferente, que todos somos diferentes e que simplesmente ninguém é perfeito.

Sabia que ao revelar o autismo de Felipe, tinha que estar preparada para todo tipo de comentário, mas procurava não se abater. Ao mesmo tempo que aquilo era muito difícil, também era libertador.

Os comentários a irritavam demais. Alguns diziam que Felipe não tinha "cara de autista". Aquilo a deixava transtornada. Pensava: "Que ignorância. Autismo não tem "cara", forma física, sinais na pele ou no rosto da criança e os sintomas podem ser imperceptíveis para leigos, especialmente quando pequenos".

Outros diziam: "– O Felipe está ótimo, você não precisa se preocupar." Esse comentário também a deixava "soltando faíscas". Se ele estava tão bem era precisamente porque Rafaela se preocupava, e se dedicava integralmente pela sua melhora, o dia inteiro, todos os dias de sua vida.

Havia quem dissesse também: "Esse menino não tem nada. Os médicos estão enganados." Sua vontade era dizer: "– Vá estudar sobre o que é o autismo e tudo que lutamos para obter esses resultados."

Mas quando alguém concordava que Felipe tinha autismo, aquilo também a deixava profundamente angustiada. Preocupava-se pelo fato de os sintomas estarem tão aparentes e pensava que tinha que se dedicar mais ao tratamento.

Enfim, qualquer comentário doía demais, no entanto, sabia que as pessoas falavam aquilo para lhe confortar e procurava recebê-los com amor. Também não gostava quando as pessoas próximas silenciavam sobre o assunto, tinha a impressão de que não se importavam. Mas no fundo entendia que faziam isso para poupá-la, não queriam lhe perturbar com esse assunto difícil.

Pior ainda se alguém julgasse ou considerasse alguma atitude de Felipe como um comportamento inapropriado. Não havia nada pior do que ouvir alguém fazendo qualquer crítica ao seu pequeno anjo, que batalhava tanto, todos os dias, pela própria superação.

Enfim, nenhum comentário era fácil de digerir. A impressão que tinha era de que ninguém mais entendia o que ela estava passando, sentia-se completamente sozinha.

Sem ter energia para contra-argumentar e como evitava entrar em atrito com as pessoas, preferia forjar um sorriso e ficar em silêncio.

No fundo, gostaria que as pessoas se limitassem a perguntar: "– Como você está? Como está o Felipe? Posso ajudar de alguma forma?", ou dissessem: "– Que trabalho incrível que você está fazendo com ele. Você está no caminho certo. Parabéns!"

Por mais que os especialistas recomendassem que participasse de grupos de apoio, de pais que convivessem com o Autismo, como a AMA (Associação de Amigos do Autista) de sua cidade, ver casos mais severos de outras crianças ou mesmo vivendo situações que Felipe ainda não tinha passado, só a deixavam mais ansiosa, então achava melhor evitar esse contato e se isolar. Não sabia se aquela era a melhor forma de lidar com a situação, mas era a única forma que encontrara.

O dia a dia era tão corrido, cronometrado com o leva e traz de Felipe na escola e nas terapias e ainda ter que estimulá-lo nas horas vagas, que não sobrava tempo para nada, quanto mais para participar de associações.

Também não tinha tempo para "jogar conversa fora". Quando as pessoas vinham falar sobre outros assuntos, como estava o tempo, quando as mães da escola passavam horas decidindo o presente da professora, pensava: "que bobagem." Não tinha tempo a perder e nem paciência para falar de futilidades. Aliás, Rafaela sempre preferiu ser mais reservada, nunca foi uma pessoa muito social e pensava: "O fruto nunca cai longe do pé".

Ao retornar na terapeuta, mais uma vez, Rafaela saiu da consulta arrasada, porque pensava que tinha conseguido uma grande vitória. Felipe estava falando. Mas a missão agora era fazê-lo formar frases, juntar duas ou três palavras. Aquilo parecia impossível e novamente Rafaela pensou em desistir.

Iniciou-se a 7ª etapa da estimulação de comportamento verbal, e Mariana explicou que para esse passo usariam novamente dicas visuais. Deu um exemplo, apresentando a sequência de imagens: "o menino chutou a bola".

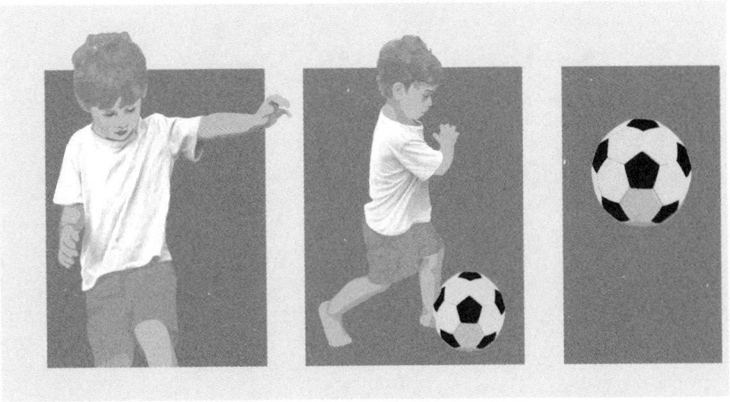

Mariana mais uma vez acalmou Rafaela e explicou que Felipe já tinha a total capacidade para isso, pois, já havia aprendido a identificar e nomear objetos quando mostravam uma imagem na 4ª fase da linguagem.

A missão era usar a "Regra do Mais Um". A partir de agora, ao invés de apenas falar carrinho, Felipe precisava falar: "– Carrinho azul", assim que Rafaela desse as palavras-modelo. Mariana explicou que, para crianças que não falam nenhuma palavra, devemos conversar com elas falando apenas uma palavra ou som. Por exemplo, se estivessem brincando de avião, deveria falar "avião" ou "vuuuuum!". Para crianças que falam uma palavra, devemos conversar usando duas palavras, nesse caso: "voa avião".

Foi muito difícil, mas Felipe começou a juntar as duas palavras. Rafaela retornou feliz da vida, contando à Mariana que ele agora pedia espontaneamente: "quero água", "quer carrinho" etc.

Mariana como sempre vibrou e passou novas missões. Agora ele precisaria fazer o que ela chamava de inferências, ou seja, interpretar e formar uma frase baseada em uma única imagem. Por exemplo, a menina está dançando balé.

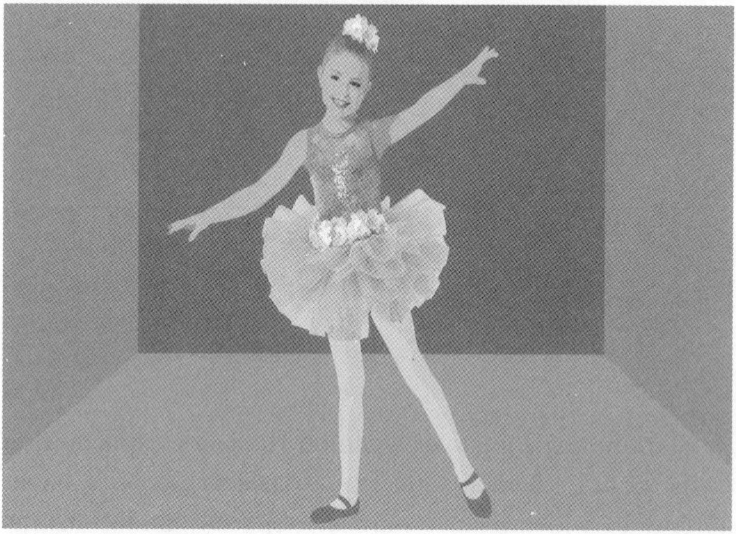

Explicou que, muitas vezes, as pessoas e até mesmo alguns profissionais esperam que a criança apenas olhando essa imagem consiga interpretar tudo, sem trabalhar todos os outros passos anteriores da linguagem, mas que isso não está certo. Explicou que é muito importante que cada passo seja muito bem trabalhado, para que possam seguir com sucesso para o próximo.

Como Felipe já havia assimilado todas as etapas anteriores, então Rafaela poderia ficar confiante que daria certo. Mais uma vez parecia impossível e mais uma vez Felipe conseguiu. E deixou todos muito entusiasmados e felizes. Foi então que partiu para uma nova estratégia, a fim de que Felipe atingisse o último nível da linguagem – relatar fatos passados.

Mariana explicou que quando perguntava à Rafaela o que havia tomado no café da manhã, não havia um filminho para ela decodificar, mas apenas uma imagem de sua memória.

Não havia mais uma imagem concreta no papel, na tela ou em algum lugar. A partir do oitavo passo isso precisaria aparecer na própria cabeça de Felipe, que para responder a essa pergunta deveria inferir e decodificar que tomou suco de uva e comeu pão e bolacha.

Explicou que o relato de eventos passados é um comportamento social, pois, somente respondemos o que comemos no café da manhã para satisfazer o outro. Afinal, aquele que viveu a situação já sabe o que aconteceu, a resposta só contenta os demais.

Como a maior questão do autismo é o prejuízo social, essa dificuldade de se colocar no lugar do outro, ter empatia, faz esse último passo da comunicação o mais difícil de se instalar.

Contudo, Rafaela estava confiante dessa vez. Antes de sair da escola, perguntava à professora o que tinha acontecido durante a tarde, o que ele havia comido, do que tinha brincado e etc.

Quando chegava no carro, Rafaela perguntava à Felipe: "– O que você jantou hoje?" Como ele não respondia, ela dava o modelo da resposta: "– Macarrão". E mais uma vez repetia o treino de papagaio, até que ele respondesse sozinho.

Assim fazia todos os dias, até que o garoto começou a responder suas perguntas espontaneamente. E foi com a maior alegria que contou isso para Mariana no retorno à consulta em São Paulo.

Os terapeutas também trabalhavam constantemente essas habilidades de linguagem, mas o envolvimento total da mãe nesses estímulos certamente fazia toda a diferença. Com todos esses estímulos e sempre usando a "Regra do Mais Um", Felipe começou a falar de modo espontâneo e a formar frases complexas. Com 15 horas de terapias semanais e estímulos constantes da mãe e na escola, o desenvolvimento de Felipe foi incrível.

Quando Rafaela ia visitar os pais, fazia com que o filho os cumprimentasse, mas ele fugia. Sua mãe ficava possessa e dizia que aquilo não era necessário, mas Rafaela explicava o quanto era importante para o desenvolvimento de Felipe. Ele tentava fugir e começava a chorar com toda aquela confusão. Sua mãe dizia que algumas palmadas resolveriam tudo, que Rafaela foi educada assim e que tudo deu certo.

Rafaela explicava que palmadas poderiam apenas reforçar esses comportamentos inapropriados, principalmente, para crianças com Autismo, pois, em razão das questões sensoriais as agressões físicas poderiam lhe trazer alívio à sobrecarga do ambiente, como excesso de olhares, sons e outras sensibilidades.

Também disse que as questões sensoriais estavam sendo tratadas com o manuseio constante de materiais, como tinta, massinha, cola, algodão, contato com grama, areia etc., Outros aspectos sensoriais eram trabalhados com atividades como escalada, pular, girar, se pendurar e diversos outros estímulos, todos propostos pela terapeuta ocupacional, especialista em Transtorno do Processamento Sensorial.

Acrescentou que outro lema muito importante instruído por Mariana era: "Ordem dada, ordem cumprida", ou seja, se Rafaela pedia para Felipe dar um beijo nos avós, deveria fazer cumprir, pois assim ele entenderia o sentido da comunicação, atenderia aos comandos e teria mais disciplina. Tudo aquilo era necessário para seu desenvolvimento e o prepararia para a escola e para a vida. Então, quando Rafaela não estava disposta a fazer Felipe cumprir algo, era melhor não dar aquele comando.

Felipe não gostava de ir a casa dos avós, já que lá não podia correr, nem subir pelos móveis, pois havia muitos cristais e tudo era intocável naquela casa. A comida também era muito diferente e ele gostava apenas de arroz, macarrão e carne, sem nenhum molho ou tempero. Mas na casa dos avós as refeições eram elaboradas e até o cheiro dos alimentos o deixava enjoado.

Além disso, Felipe sentia que não era aceito pela avó, que, de fato, não compreendia seu jeito diferente de ser e o considerava um incapaz. A única coisa que o deixava feliz naquela casa era a Happy, a cachorra poodle de sua vó, com quem ele adorava brincar.

Ademais, Felipe não gostava de quebrar sua rotina, que para ele era sagrada. Aliás, para prepará-lo para tudo que ia acontecendo ao longo do dia, Rafaela mantinha um "Quadro de Rotina" com fotos de cada compromisso, que sempre eram apresentadas antes de cada acontecimento do dia.

No início, aquelas figuras não faziam o menor sentido para ele. Uma das etapas foi ensiná-lo a interpretar as figuras, treinando para que associasse aquelas imagens com o contexto. Por exemplo, relacionando à imagem de um menino colocando a farda da escola, a mãe apresentava o uniforme e pedia para ele colocar. Depois, mostrava a próxima figura, "ir à escola", e assim por diante.

Desse modo a rotina foi fazendo sentido para Felipe, que se habituou a olhar o quadro e se preparar para o que precisava fazer. Mariana explicava que, além de estimularem o comportamento verbal receptivo e expressivo, aquelas imagens também trabalhavam a atenção, sequência lógica e, ainda, o ajudavam a se organizar melhor.

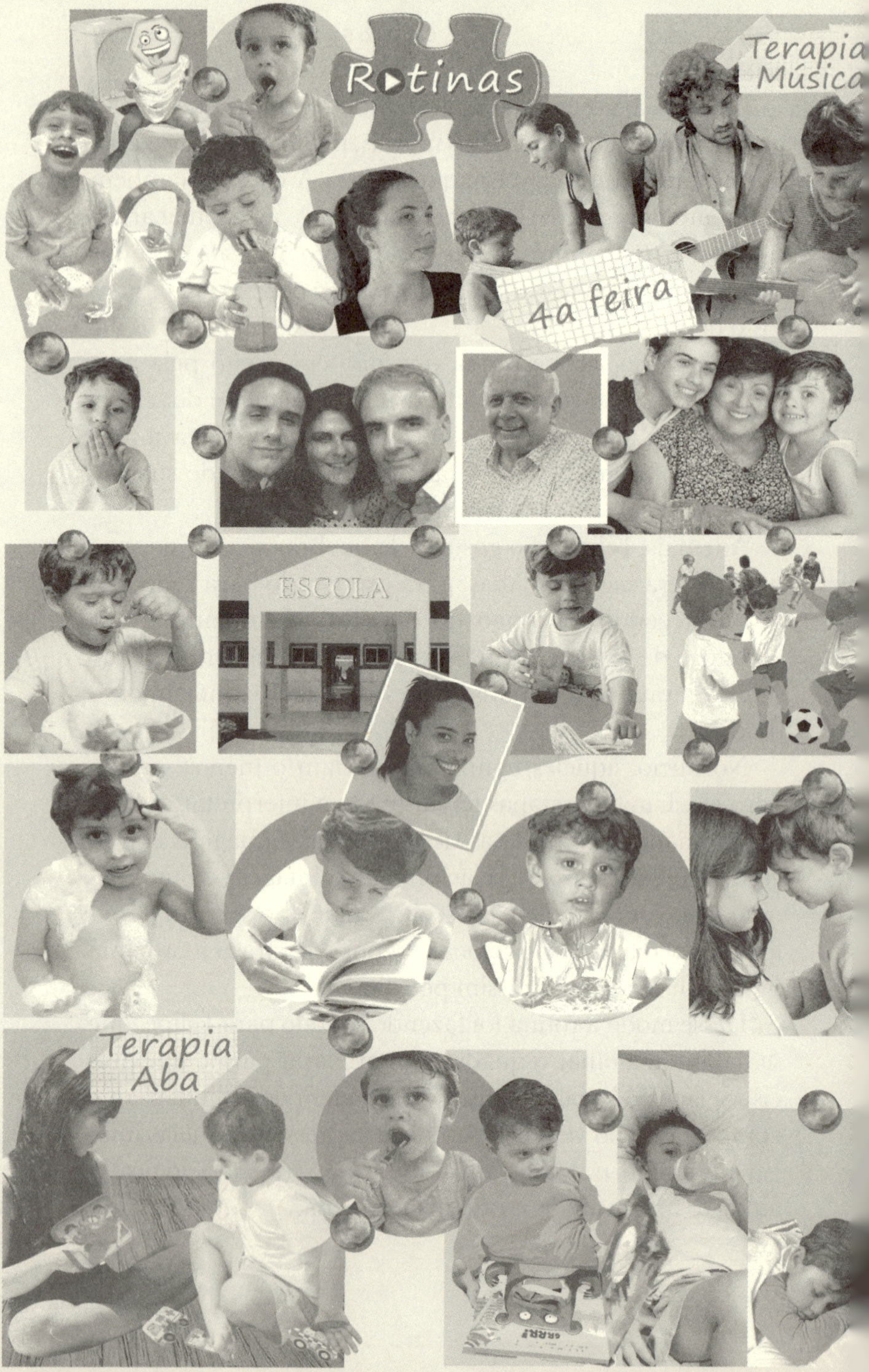
Rotinas
Terapia
Música
4a feira
ESCOLA
Terapia
Aba

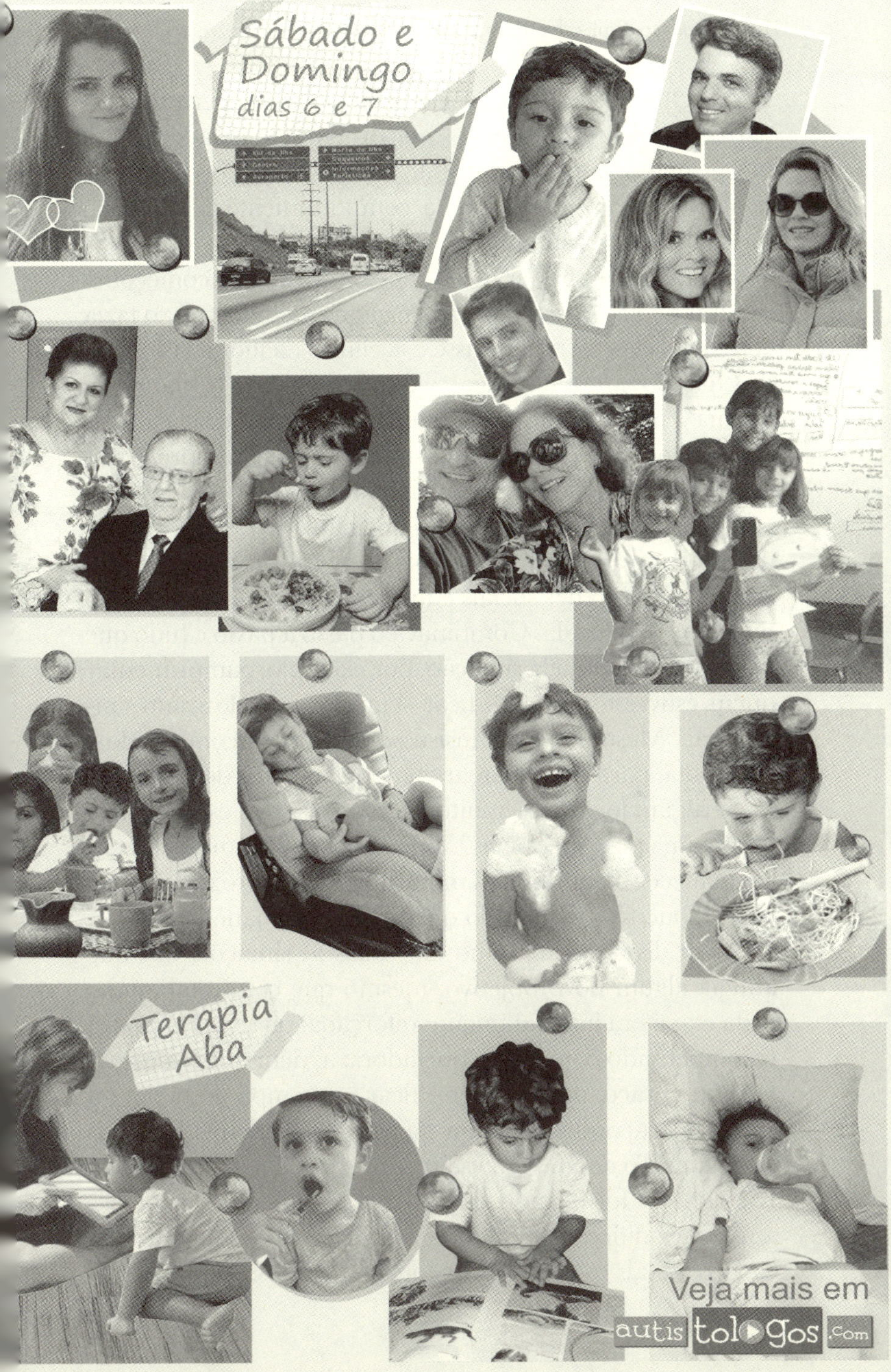
Sábado e Domingo
dias 6 e 7
Terapia Aba
Veja mais em
autistologos.com

No Quadro de Rotina foram colocadas imagens relacionadas a cada compromisso, por ordem de acontecimento. No primeiro horário uma foto dele escovando os dentes, depois o retrato da terapeuta comportamental, da escola, musicalização e tudo mais.

E, então, antes de ir a casa dos avós, Rafaela começou a mostrar a foto deles e explicar que estavam indo lá. Isso fazia com que Felipe se organizasse e aceitasse melhor a visita.

Quando iam a um lugar diferente, fora do "Quadro de Rotina", também mostrava o lugar antes, procurava a imagem do local no Google e mostrava à Felipe, sempre explicando antecipadamente que iriam até lá.

Se fossem encontrar alguém que não estivesse acostumado, procurava a foto da pessoa no perfil do aplicativo do celular ou nas redes sociais e mostrava para ele, explicando que iam encontrá-la. Combinava o passo a passo e tudo que era esperado naquela situação, por exemplo, cumprimentar quem estivesse presente, ficar sentado, quando iriam embora etc. Mesmo que ele insistisse, cumpria o combinado e não cedia, para não reforçar comportamentos de fuga.

Se algum local fosse muito aversivo, usava a estratégia de "Aproximações Sucessivas". Inicialmente, o combinado era permanecer alguns breves minutinhos e nas próximas vezes ia aos poucos aumentando o tempo de permanência.

Além disso, assim como em todas as situações em que atingia algum novo objetivo, mesmo que com total ajuda, cada etapa era imediatamente reforçada, ou seja, Felipe era recompensado com coisas que adorava, nem que fosse apenas um abraço, um parabéns, ficar um tempo no tablet ou com seus carrinhos, alguma de suas brincadeiras favoritas ou, quando o desafio era maior, um chocolate ou uma bala. E assim ele foi ficando cada vez mais tolerante naqueles ambientes difíceis, atendendo às demandas e aumentando cada vez mais os comportamentos esperados.

Felipe não queria nem pegar na caneta. Então a terapeuta ocupacional estava trabalhando sua coordenação motora fina, por meio de atividades que envolviam movimentos de pinça e manuseios de pequenos objetos com os dedos.

Mariana explicou que Rafaela deveria usar os interesses de Felipe para trabalhar com suas dificuldades. Citou o exemplo de Temple Grandin, uma célebre adulta norte-americana com Autismo dos Estados Unidos, que fez de seu hiperfoco por animais – a sua profissão. Temple conta que foi através desse interesse restrito que criou uma rede de amizades envolvidas e interessadas no tema, além de se tornar mestre e PHD em zootecnia.

Rafaela então o estimulava para desenhar carrinhos e com o tempo ele começou a adorar passar horas rabiscando e, gradativamente, foi ampliando sua habilidade e seus desenhos tornaram-se elaborados, com objetos e personagens diversos. Em seguida, começou a escrever todos os números e letras do alfabeto.

Outra grande dificuldade de Felipe era esperar. Ele adorava macarrão e ficava muito agitado até que a refeição ficasse pronta. Rafaela lembrou que a melhor forma de Felipe era entender por meio de imagens ou materiais concretos, por isso, levou um pedaço de macarrão cru para Felipe experimentar e ele odiou, é claro.

Então explicou: "– Filho, assim é o macarrão cru. Se você quiser aquele macarrão gostoso que come sempre, tem que esperar ficar pronto".

A partir daquele dia, ele entendeu que levava um tempo até a massa cozinhar e se começava a resmungar pela demora, a mãe perguntava: "– Você quer macarrão cru?" E ele respondia prontamente: "– Não, não."

Rafaela sempre levava Felipe para brincar no parquinho e com muito esforço o ensinou a andar de bicicleta. Enfim, fazia de tudo para estimular seu desenvolvimento. Para lembrar de todas essas orientações, Rafaela fez um resumo e colocou no espelho do banheiro, para fixar e colocar aquilo tudo em prática, todos os dias.

Criou também uma lista de atividades, para variar as brincadeiras com Felipe além dos carrinhos, que pareciam ser seu único interesse. Fazia de tudo para que ele se divertisse e, muitas vezes, conseguia, o que considerava uma grande vitória, pois aumentar o repertório de brincadeiras do filho aumentaria também sua chance de interação com os amiguinhos.

E assim, a cada dia Felipe começou a brincar um pouco mais com outras crianças, tanto na escola como no parque. Começou a aceitar a vez do amigo, pois aprendeu a aceitar a variação nas brincadeiras, começou a imitar suas ideias, porque aprendeu a atentar ao que a mãe fazia e imitá-la de um jeito prazeroso, começou a esperar sua vez quando o amigo estivesse com um brinquedo sem se irritar e sem se desregular, como esperar o macarrão até que ficasse pronto.

Enfim, com o treino de todas aquelas habilidades de forma intensiva em casa e nas terapias, Felipe estava bem mais apto às relações sociais com os pares.

Todas aquelas situações que viveu com a mãe e as terapeutas serviam para o momento das brincadeiras com os amigos e criavam mais oportunidades de aprendizagem fora de casa.

Como Mariana sempre ensinava, para que ele pudesse simplesmente "brincar" com os amigos, era necessário antes desenvolver um conjunto de fatores. Não era algo que aconteceria "magicamente", somente deixando-o com outras crianças. Mas agora ele já atendia esses pré-requisitos.

Com os amigos ele aprendia muitas coisas diferentes das terapias, mas precisou de um "empurrãozinho" para conseguir aproveitar e assim foi.

E quanto mais ele aprendia, mais evoluía e quanto mais evoluía, mais tinha oportunidades de aprendizado, criando assim um ciclo virtuoso na evolução de Felipe.

Método Mayra Gaiato
8 fases comportamento verbal

1º Passo: Dica Visual + Verbal
Reforçar qualquer som
2º Passo: Dica Visual + Verbal
Reforçar sons próximos à palavra-modelo
* Pré-Requisitos: Imitação, Contato Visual e Comandos
3º Passo: Dica visual + Parte da Dica Verbal
A criança completa a palavra
4º Passo: Apenas Dica visual
O que é Isso? / Treino de Papagaio
5º Passo: Funções e características (+ dica tátil temporária)
Sem Dica Visual ou Verbal => O que é? O Que é
6º Passo: Dica visual com diversas imagens
Formar frases / * Regra do +1
7º Passo: Dica visual com uma única imagem
Formar frases (inferências)
8º Passo: Relatar Fatos Passados
Sem dicas visuais, apenas a memória

Para saber mais sobre os 8 Passos do Comportamento Verbal – Método Mayra Gaiato, acesse o QR Code abaixo.

Resumo do tratamento de Felipe

» Reforçar comportamentos esperados
» Não reforçar comportamentos inapropriados (analisar função do comportamento):

Obter objetos – não entregar durante a birra;
Fuga – fazer cumprir e não deixar fugir;
Atenção – ignorar;
Controle – dessensibilizar;

- Estimular contato visual;
- Treinar imitação (Regra 3 para 1);
- Treinar comandos;
- Falar com Felipe usando poucas palavras;
- Estimular a independência;
- Uso de imagens e materiais concretos;
- Combinar o que é esperado;
- Fragmentar os objetivos (passo a passo);
- Aumentar a flexibilidade mental;
- Aproximações sucessivas;
- Forçar a interação;
- Entrar nas brincadeiras e não desistir;
- Seguir a liderança dele;
- Tornar-se interessante;
- Fazer sons do que ele estiver fazendo;
- Aproveitar momentos da rotina para estimular (hora do banho etc);
- Músicas para estimular a verbalização (*playlist*);
- Ordem dada, ordem cumprida;
- Usar os interesses de Felipe para trabalhar suas dificuldades;

Lista de brincadeiras

- Bicicleta;
- Patinete;
- Pega-pega;
- Esconde-esconde;
- Cabra-cega;
- Morto x vivo;
- Caça ao Tesouro;
- Faz de Conta;
- Super Trunfo;
- Jogos de cartas;
- Jogos de tabuleiro;
- Dominó (números/figuras);
- Memória;
- Lince;
- Jogo das sombras;
- Serra que Serra;
- Jogá-lo para cima;
- Fazer cócegas;
- Girar no colo ou na cadeira giratória;
- Amarelinha;
- Brincadeiras na água;
- Natação;
- Circuito;
- Siga o mestre;
- Quebra-cabeças;
- Fantoches;
- Esconder e personagens dentro do *slime;*
- Jogos de montar;
- Futebol e Jogos de bola;

- Bolinhas de sabão;
- Parquinho;
- Baldinho na Areia;
- Pula-pula.

TRATAMENTO DO AUTISMO

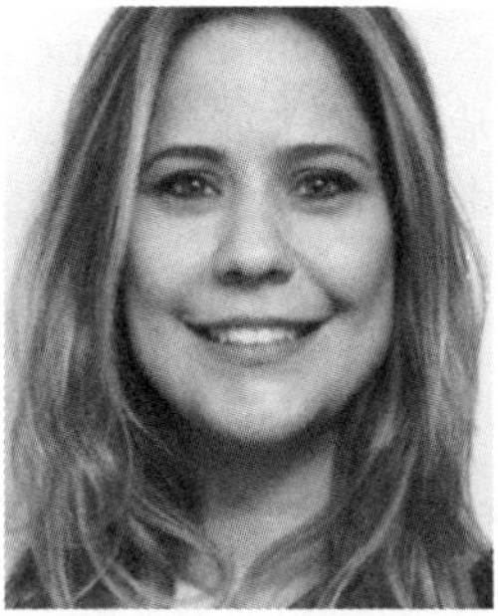

Maior especialista no tema Autismo, Mayra revolucionou o tratamento do Autismo no Brasil, propagando informação pelo instagram @mayragaiato e do canal no YouTube que conta com mais de 190.000 seguidores. Lidera cursos online e presenciais para treinamento de pais e profissionais.

Mestre em ABA, é autora do Método Mayra Gaiato de 8 Passos do Comportamento Verbal, dos livros SOS Autismo, Reizinho Autista, Mundo Singular, Guia de Sobrevivência para o TDAH e outros.

Mayra Gaiato

Profissionais

Os profissionais são condicionados a pensar que, se você estudar, concluir uma graduação e conquistar um diploma, você estará preparado para atender uma criança com Autismo. Mas quando você começa a atuar na prática, percebe que não tem ideia do que está fazendo.

Na verdade, muita gente até nem percebe ou não quer acreditar que está fazendo errado, que não está realizando os estímulos corretos e continua reproduzindo aquele modelo padrão, que não é o modelo específico para o tratamento adequado do Autismo.

E o pior, são esses profissionais que geralmente criticam quem faz ABA (*Applied Behavior Analysis* – Análise do Comportamento Aplicada), sustentam que sua forma de trabalhar é "humanista".

Sei que quando a gente se forma e começa a atender, quer acreditar que aquilo que aprendemos é suficiente. Afinal de contas, você já suou muito para ter esse diploma, chegar até ali, então você quer acreditar que isso é suficiente. Mas não é.

Vivenciei isso na pele. Fiz mais de 10 (dez) especializações depois da faculdade. Eu voltava para o consultório super empolgada porque via gráficos de resultados comparativos de grupos etc. Mas quando me sentava *tête-à-tête* com a criança, percebia que tudo aquilo que tinha visto no curso não havia me ensinado como agir com ela.

O que eu faço? O que tenho que fazer ou falar exatamente para chegar naquele gráfico de resultado? A atuação na prática é muito importante. Começar a atender crianças com autismo e fazer supervisão com profissionais que você confia é o caminho.

Porém, antes de começar a atender, é importante fazer cursos de capacitação, mesmo enquanto estudantes. Não podemos gastar o tempo da criança sem saber direito o que estamos fazendo.

Quando temos um pequeno que a família confia a nós, temos uma missão importante nas mãos. A capacidade de aprendizagem que o cérebro dessa criança tem hoje, não é a mesma que terá amanhã.

Portanto, temos que dar o nosso máximo e saber as noções básicas de estimulação correta.

Entender sobre neurociência e sobre cérebro e desenvolvimento cerebral, fez muita diferença na minha prática clínica. As áreas cognitivas que precisam ser estimuladas em cada criança, individualmente, devem ser planejadas aliadas a técnicas de análise do comportamento.

O caminho é estudar. Aprendam tudo sobre ABA e sobre estratégias naturalistas práticas. Busquem mais e mais cursos de capacitação. Não adianta fazer um e achar que isso ensinará tudo.

Tratamento Adequado

O tratamento tem o poder de mudar cérebros física e quimicamente, e isso é fato, é real. Inclusive existem exames que demostram a melhora na ativação de determinadas partes do cérebro depois do tratamento.

Há um artigo de Sally Rogers que relata também a melhora e regulação de atividades elétricas do cérebro que estavam desreguladas, e que, com o tratamento adequado, tornam-se mais próximas do padrão.

Enfim, podemos afirmar com certeza que todos os casos podem mudar a estrutura e a química do cérebro aliados ao tratamento correto, intensivo e precoce, inclusive nos casos mais graves.

Aliás, pesquisas realizadas com crianças muito pequenas, que receberam tratamento intensivo e adequado, demonstram que sintomas de gravidade nos primeiros anos de vida não têm correspondência com sintomas de gravidade após o tratamento. Ou seja, o nível de severidade do quadro de Autismo nos bebês não é um marcador se forem tratados precocemente. Portanto, todos têm a mesma chance de se desenvolver, mesmo nos casos muito graves.

Na verdade, o único marcador importante para evolução do quadro, que é algo que só se pode avaliar em uma idade mais avançada, é o QI (Quociente de Inteligência), quando a criança tem uma deficiência intelectual de razão biológica.

Somente nos casos biológicos, pois as crianças podem vir a não desenvolver a aprendizagem e ter seu QI menor por ausência de estímulos específicos naquela área, por exemplo, quando não recebem o tratamento adequado.

Foi o que aconteceu, por exemplo, com o personagem da Disney *Mogli – O Menino Lobo*. Na história, o menino tinha um cérebro típico, padrão, mas ele cresceu isolado em uma floresta e já tinha mais de 7 anos quando foi encontrado.

Ele nunca mais aprendeu a falar e nunca mais aprendeu a se comportar, resultando em uma deficiência intelectual muito severa, em razão da falta de acesso ao aprendizado. Ou seja, neste caso, a deficiência intelectual ocorreu por um motivo ambiental e não biológico.

Mas, aquela criança que tem acesso a um tratamento precoce e de qualidade, que se utiliza das técnicas corretas e que recebe 10 horas de intervenções semanais estruturadas, que é acompanhada por uma equipe multidisciplinar, cuja família e a escola foram orientadas e estão alinhadas com a equipe, que faz o uso da medicação recomendada, enfim, nos casos em que está tudo "redondo" e, ainda assim a criança não responde, aí sim podemos afirmar que há uma deficiência intelectual biológica.

Porém isso tem sido a minoria. A maioria das crianças responde muito bem ao tratamento. Digamos que cerca de 5% se desenvolve tão bem que, após algum tempo, praticamente não apresenta mais os sintomas do autismo; cerca de 5% não apresenta quase melhora no quadro e cerca de 90% têm uma melhora substancial.

É como se você fosse fazer uma "peneira" de futebol. Você escolhe 1.000 crianças e as treina intensivamente por um longo período. Cerca de 50 serão muito ruins (melhor dar um livro para essas crianças, porque elas não têm o menor talento para o esporte). Cerca de 50 serão fora da curva de tão boas, mas só 1 ou 2 serão como o Ronaldinho e vão ser contratadas por clubes. Mas as outras 900 crianças vão aprender a jogar bem.

O mesmo acontece no tratamento do Autismo, cerca de 90% têm a capacidade de aprender coisas novas, reduzir comportamentos disruptivos, ampliar repertório de comportamentos adequados e, mesmo que precise de algum suporte, conseguem se adaptar às necessidades da vida diária.

Acontece que os casos divulgados pela mídia são os mais extremos. Esses casos não refletem a realidade da maioria, que consegue sim se apropriar da técnica e melhorar muito intensivamente sua vida, mudar seu cérebro, se desenvolver, aprender a se comunicar, brincar etc.

Principais Fatores para o Sucesso no Tratamento

Para a criança adquirir autonomia e funcionalidade, os principais fatores para o sucesso no tratamento são:

1. Intensidade

Ou seja, no mínimo, mas no mínimo mesmo, 10h semanais.

2. Qualidade

Para um tratamento efetivo e de qualidade, é imprescindível que o terapeuta se especialize naquilo que tem tido o maior número de comprovações científicas que, atualmente, são os métodos baseados na grande ciência ABA.

Os estudos que comprovam a maior eficiência do ABA e seus derivados são baseados na análise de milhares de pessoas e nos levam à certeza também de que não existe um milagre.

Posso afirmar com certeza que, até hoje, não existe algo que a criança possa ingerir ou deixar de ingerir que faça uma grande diferença no cérebro. A única estratégia capaz de criar redes neuronais e, portanto, provocar o desenvolvimento e a melhora dos sintomas, é fazendo com que a criança entre em contato com estímulos, tenha experiências.

Não existe um alimento ou vitamina que crie novos neurônios no cérebro. A única coisa que cria novas sinapses são experiências mais adequadas para conseguir ampliar o repertório de comportamento verbal, o repertório de brincadeiras, a regulação emocional, interação social e a diminuição de estereotipias, por meio de métodos e atividades de experiências baseadas na ciência ABA, que podem ser aplicadas de forma mais naturalista (por exemplo, Modelo Denver de Intervenção Precoce – por meio de brincadeiras) ou de tentativas discretas (ABA Clássico – na mesinha).

O Modelo Denver de Intervenção Precoce é muito válido para crianças até 5 anos e as estratégias do ABA Clássico são recomendadas para pessoas de todas as idades.

3. Precocidade

Outro fator imprescindível para o sucesso no tratamento é a precocidade. Quanto antes iniciar o tratamento, melhor o prognóstico da criança. É de extrema importância alertar que não é necessário aguardar o diagnóstico fechado, ou ter a certeza absoluta do que se trata, para iniciá-lo.

Assim que você percebe alguns atrasos, alguma diferença no que sua criança faz, o recomendável é que não se perca tempo e que se inicie o tratamento imediatamente.

Caso no futuro o diagnóstico seja afastado, nenhum mal o tratamento causará à criança. Pelo contrário, você gerou estímulos que são riquíssimos para o cérebro, potencializou algumas áreas cerebrais que estavam em defasagem, que apresentavam atraso e que, se não tivessem sido estimuladas, poderiam levar a consequências na alfabetização ou em outras fases do desenvolvimento. Enfim, teria consequências que você preveniu com uma intervenção muito precoce e com um trabalho de prevenção.

Quando as crianças já são maiores, fica mais fácil identificar atrasos, realizar um diagnóstico mais preciso, mas daí já seria tarde demais, você teria perdido a melhor fase da vida para realizar esses estímulos, quando a plasticidade cerebral é muito maior, ou seja, nos primeiros anos de vida.

A forma de estimular uma criança que tem essas defasagens e o tratamento para o autismo são exatamente os mesmos. O maior "risco" que você corre é de que a criança fique muito inteligente.

O tratamento baseado na ciência ABA não se trata de um tratamento "de autista", mas de estímulos enriquecidos por técnicas que servem para qualquer criança, não só para crianças com Autismo.

O tratamento precoce é um tratamento preventivo. Se o diagnóstico for confirmado no futuro, você enriqueceu. Se for afastado, que bom, você preveniu.

Infelizmente, muitos pais e até mesmo profissionais afastam inicialmente o diagnóstico de autismo, por conta de terem uma visão distorcida desse transtorno. Mas é importante ressaltar que a criança com autismo não é uma criança incapaz. Ela também olha nos olhos, também imita, brinca, também vai nas festinhas dos amigos e fica com eles.

Mas, se o contato visual, a imitação, a interação, as brincadeiras com os pares acontecem em menor frequência em relação às crianças neurotípicas, isso é motivo de preocupação. Afinal, tratam-se de oportunidades de aprendizado que essas crianças precisam desde novas.

Se a criança estiver no cantinho dela, se estiver fazendo só o que gosta, estará perdendo essas oportunidades de aprendizagem, coisas que as outras crianças estão aprendendo e que ela não, e por isso vão acumulando atrasos que atrapalham todo seu desenvolvimento.

4. Adaptação e Envolvimento da Escola

A escola é uma parceira de jogo importante. Os professores precisam receber orientação da equipe multidisciplinar sobre o manejo dos comportamentos do aluno com autismo. As crianças com autismo têm capacidade de aprender, mas, muitas vezes, o fazem de maneira diferente dos outros alunos.

Precisamos garantir que essa criança receba o conhecimento proporcionado pelo ambiente escolar, assim como os colegas sem autismo. Tirar uma criança da sala para "dar uma volta" e "se acalmar" pode privá-la de aprendizagens importantes.

Muitas vezes, um acompanhante terapêutico ajuda a mediar as situações na sala de aula. Ajuda a garantir que a criança tenha atenção da professora e pode fazer manejos comportamentais para a criança permanecer na aula e realizar as atividades.

O número de casos está aumentando muito. As escolas precisam ser preparadas, com capacitação e conhecimento sobre autismo.

5. Treinamento de Pais

Finalmente, entendo que o fator mais importante para o tratamento do autismo é a capacitação dos pais. Nunca vi um caso sequer de sucesso no qual a família dessas crianças não estivesse 100% envolvidas.

Então, os pais precisam se capacitar, precisam receber orientação, se envolver e entender que isso faz parte do tratamento. Não se trata de algo opcional, a família precisa se envolver e precisa entender essa diferente forma de funcionamento da criança com autismo.

A família precisa entender que não se trata de uma criança doente ou incapaz, mas uma criança que precisa de determinadas habilidades, que precisa de algumas questões de estimulação específicas.

Então, não adianta os pais delegarem o tratamento, é necessário entender o autismo para entender como é o filho deles. Caso contrário, não conseguirão se conectar com essas crianças.

Essa é a parte mais importante de toda história, que os pais sejam orientados. As famílias precisam entender que isso é tratamento e que o tratamento não se trata apenas de levar ao psicólogo, ao médico e não é só dar remédio. Os pais se habilitarem e se capacitarem é indicação terapêutica de tratamento e é o fator mais importante para o sucesso.

Se tiverem que optar em investir seu tempo ou dinheiro em só alguma coisa, devem escolher a orientação de pais.

Acesso ao Tratamento

Para as famílias que não têm acesso ao tratamento, seja por motivos financeiros ou geográficos, o que infelizmente é a realidade da maioria das famílias no Brasil, procuramos dar o máximo de informações gratuitamente, por meio dos vídeos no canal do YouTube Mayra Gaiato e no Instagram @mayragaiato.

Além disso, existem cursos on-line a preços acessíveis, como o curso de Treinamento dos Pais Mayra Gaiato e o curso ABA e Estratégias Naturalistas.

Mas nada pode substituir o tratamento. Precisamos de mais campanhas públicas, porque muita gente espera ser chamada pelo serviço público.

Ainda que seja possível acionar o Estado ou o Plano de Saúde para exigir o tratamento, muitas famílias não têm possibilidade de entrar com um processo judicial e, muitas vezes, não têm acesso sequer ao diagnóstico, ou seja, a um laudo para fundamentar a ação.

Há milhares de crianças que não estão recebendo tratamento. Estão em casa e suas mães não conseguem levá-las para nada, não conseguem frequentar escola e, muitas vezes, nem conseguem vaga na escola. Tentamos fazer uma pequena parte, mas ainda falta muito.

Precisamos de iniciativas públicas e privadas para nos ajudar a conseguir ampliar o tratamento e a capacitação de pessoas, para que mais profissionais saibam realizar o tratamento na rede pública e privada.

Mas considerando que a realidade da maior parte das famílias, que é não ter acesso ao tratamento, o que está ao alcance delas é assistir nossos vídeos e entrar nas redes sociais das famílias e profissionais que se baseiam na literatura científica, que mostram o tratamento de seus filhos e pacientes, para que tenham as instruções básicas mínimas. Mas, repito, isso não substitui o tratamento.

O tratamento é complexo e demorado e é algo que deve ser priorizado todos os dias. Ele envolve uma mudança estrutural familiar e da sociedade em que essa criança vive. Envolve a escola, a família e os profissionais.

Não é um problema que se resolva com algo que vai ingerir ou deixar de ingerir. É uma mudança em toda rotina, o que certamente dá muito mais trabalho do que preparar um alimento ou vitamina, ou do que procurar uma fórmula mágica que só nos iludirá.

O caminho é um só: estímulos diários, com equipe multidisciplinar unida e alinhada. É importante que todos os profissionais que atendem a criança tenham capacitação e conhecimento sobre ABA.

CAPÍTULO 6 – INCLUSÃO ESCOLAR

"Não conseguiria destacar o suficiente a importância de um bom professor"

Temple Grandin

Por recomendação do dr. Geraldo, Felipe foi matriculado imediatamente na escolinha.

Antes que as aulas começassem, Mariana entregou à Rafaela para preencher e entregar à escola um modelo de "Perfil do Aluno", um material contando a história de Felipe, sua idade, suas dificuldades, seus interesses etc.

Meu jeito

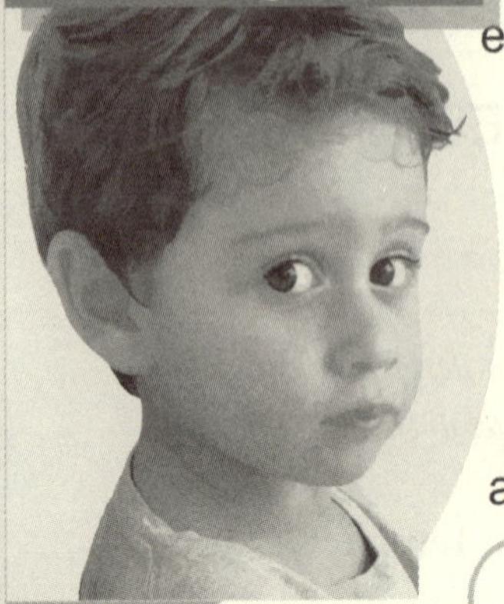

Oi, meu nome é Felipe, tenho 3 anos e tenho autismo. Como toda criança, gosto de brincar, pular e me divertir.

Me avise quando algo vai mudar, porque preciso de rotina. Use sempre imagens, daí eu compreendo bem melhor

Aprendo repetindo, se você insistir, posso aprender muito mais do que você imagina.

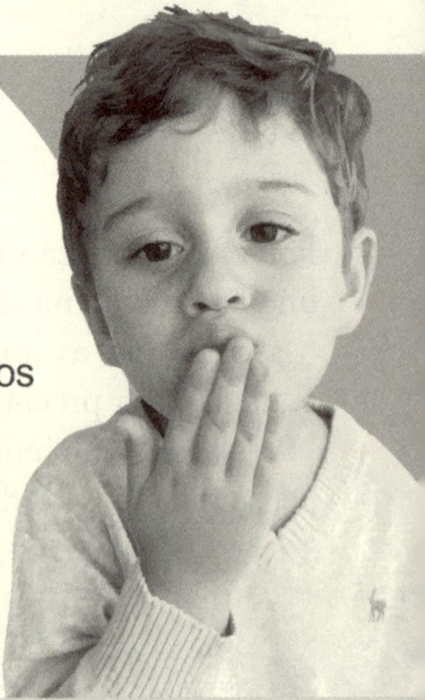

No meu tratamento,
muita gente cuida de mim.
São terapeutas comportamentais,
fonoaudióloga, psicopedagoga,
musicoterapeuta e educadores físicos

Um beijo para todos eles que
me tratam com tanto carinho.

♥ vocês!

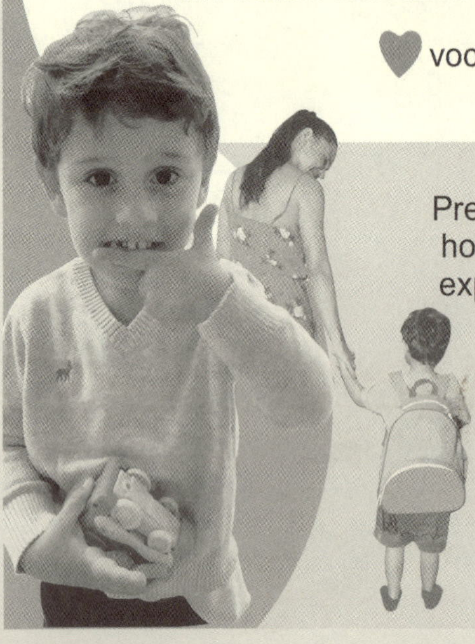

Preciso ir para escola e fico muitas horas longe da mamãe. Melhor eu explicar algumas coisas para você me compreender melhor.

Já vou avisando que faço uns barulhinhos com a boca e nela coloco coisas o tempo todo, chamam isso de stim e serve para me regular.

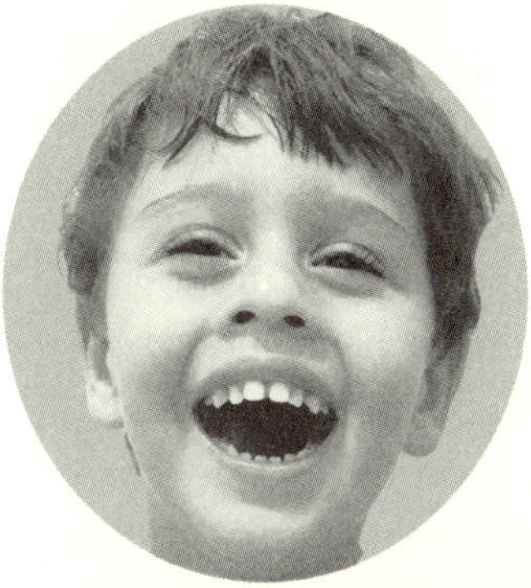

DISSO EU GOSTO

Amo comer chocolate, pão de queijo, balinha, macarrão e besteirinhas.

Gosto de rotina, de dormir com historinhas.

Gosto de estímulos sensoriais como slime, massinha, bolhas de sabão, mexer com tinta e desenhar de canetinha.

Prefiro a cor azul

NÃO GOSTO

Não gosto de sair da minha rotina.

Me bloqueio quando repetem «NÃO» e quando ficam me chamando de longe.

Acho difícil olhar nos olhos, mas observo tudo ao meu redor.
Não gosto que me abracem ou me beijem.
Não gosto de cheiros fortes.

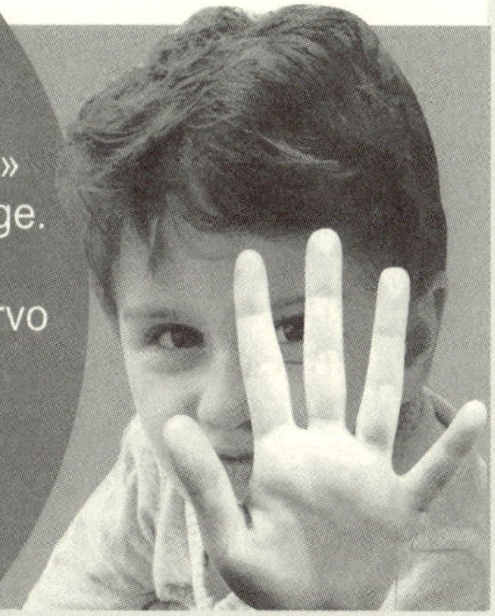

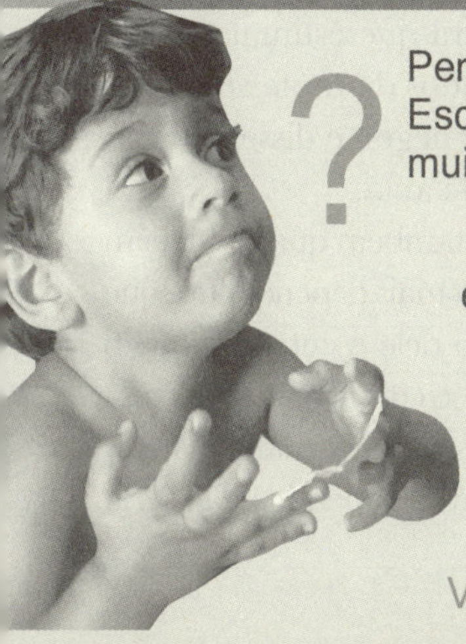

Pensa que eu não estou ouvindo? Escuto tudo sim, apenas preciso de muitos estímulos para as atividades.

Me ensine como fazer as coisas e se eu precisar, pode me dar ajuda física.

Quando consigo fazer alguma coisa, me faz muito bem ganhar aplausos, elogio ou receber um brinquedo.

Veja mais em autistologos.com

Mas foi devastador para Rafaela perceber que Felipe não socializava com as outras crianças, não atendia aos comandos da professora Suzana, nem fazia as atividades propostas.

Rafaela ficava enfurecida, pois quando chegava na escola, Felipe estava num canto sozinho ou olhando pela janela.

A professora dizia que não conseguia trazê-lo para brincar com os amigos, que ela tentava, mas ele resistia. Se ela dava alguma atividade para os alunos, Felipe simplesmente ignorava e não fazia.

Certo dia, ele estava resistindo a participar de uma atividade de pintura com as mãos. Como Rafaela havia pedido que insistisse na participação de Felipe, Suzana pegou em sua mão e colocou no pote de tinta e ele começou a chorar e gritar desesperadamente.

Muito aflita, chamou a inspetora do pátio para que o levasse para lavar suas mãos e dar uma voltinha no parquinho. Assim ele se acalmaria e não atrapalharia a turma, que ficou em alvoroço.

Depois desse episódio, ele começou a chorar e gritar todos os dias e, então, passava horas no parquinho, cada vez mais isolado dos amigos e participando menos das atividades.

Então, Mariana recomendou que ele tivesse uma Auxiliar Terapêutica em sala de aula, para que estimulasse sua interação e fizesse cumprir os comandos da professora.

Rafaela fez o pedido à escola, que negou e disse que não permitiria alguém estranho na sala de aula.

A Diretora, D. Tereza, argumentou também que ter alguém exclusivamente para Felipe só o deixaria mais dependente e que Rafaela precisava aceitar o diagnóstico dele e entender que o filho tinha suas limitações, que deveria se conformar com isso.

Rafaela ficou muito ofendida, mas tentava manter a calma e explicou que a função da Auxiliar Terapêutica não seria para facilitar a vida de Felipe, mas, pelo contrário, estimulá-lo a interagir e fazê-lo cumprir as atividades impostas pela professora, para que cada vez conquistasse mais independência.

Disse que aceitava sim o diagnóstico do filho, mas que aceitar não significa ficar de braços cruzados e sim buscar a superação.

Ele precisava ser incluído de fato, usando estratégias para que pudesse fazer o que as outras crianças da mesma idade faziam e a professora sozinha não tinha tempo para isso.

Com a falta de interação com os amigos da escola, Felipe não era convidado para brincar na casa dos amigos ou mesmo para as festas de aniversário e isso deixava Rafaela aos prantos.

Procurava forçar a amizade das crianças, inventando festinhas em casa, passeios ao cinema, à pizzaria, mas era muito difícil conseguir convencer os pais, pois as crianças não conseguiam brincar com Felipe.

Na verdade, o grande medo das mães era que Felipe, por ter Autismo, pudesse agredir as outras crianças.

Mas agressividade não é sintoma de Autismo e Felipe era doce e nunca foi agressivo.

Rafaela pensou alto: "– Preconceito se combate com informação." E decidiu que precisava agir. Aproveitou uma reunião de pais na escola onde todos estavam presentes e tomou palavra:

"– Compreendo que vocês não entendem o que é Autismo, porque, antes de receber o diagnóstico, eu também não entendia. Eu também tinha muito preconceito e uma ideia bem distorcida.

É humano rejeitar o diferente, eu entendo de coração, mas eu queria desmistificar um pouco o Autismo para vocês.

Vocês se lembram da história do patinho feio? Lembram

o que acontecia? Aquele patinho que todos julgavam feio, só porque era diferente, era, na verdade, um lindo cisne.

Felipe é uma criança doce, uma criança comum e encantadora. Ele quer ter amigos, mas não sabe como e precisa de um empurrãozinho para isso.

O tratamento dele é precisamente forçar a interação, então preciso da ajuda de vocês. Preciso que peçam a seus filhos que busquem Felipe pra brincar".

O que aconteceu na sequência nem Rafaela imaginava. A mãe de Ricardo começou a chorar sem parar. Ricardo tinha um irmão mais velho, Antônio, que não falava, não interagia e ninguém sabia disso.

Antônio não se adaptou à escola, pois também se isolava e não atendia aos comandos da professora, então a mãe desistiu.

Ele já tinha 5 anos e não falava nada, frequentou poucos meses a escola, que não aceitou fazer qualquer adaptação, e, desde então, estava em casa, isolado do convívio social e escolar.

Antônio não tinha tido a mesma sorte do Felipe, que teve uma mãe dedicada, que não se conformou, que não ficou de braços cruzados.

Antônio era fruto de uma sociedade que não aceitava o diferente, o que levou sua própria mãe a acreditar que não havia nada a fazer.

Isso sensibilizou todas as mães, assim como as professoras do colégio. E a partir de então iniciou-se uma luta, agora não só da Rafaela, mas daquelas 200 pessoas que estavam ali, com o objetivo comum de transformar aquela instituição em uma escola inclusiva.

Nesse momento, Rafaela percebeu que podia não só mudar a vida do Felipe, mas também de muitas outras crianças.

Pressionada pelas mães e professoras, a diretora pediu que agendassem uma nova reunião e resolvessem "o problema do Felipe".

Desta vez, Rafaela achou melhor não repetir o mesmo erro de ir sozinha. Pediu que Mariana a acompanhasse e pudesse dar uma orientação profissional sobre o assunto.

Mariana começou a conversa explicando à D. Tereza porque o papel da escola era tão imprescindível para o desenvolvimento de Felipe. Explicou que se trata de um ambiente riquíssimo como nenhum outro, tanto de materiais sensoriais, pedagógicos, lúdicos e, principalmente – de socialização.

Por mais que ocorram tentativas de simular brincadeiras e atividades conjuntas no consultório, nunca conseguiremos igualar ao ambiente escolar, com tantos pares da mesma idade. E Felipe passa pelo menos quatro horas por dia no colégio, todos os dias da semana. Então, é imprescindível que esse ambiente seja estimulante o suficiente, para que ele se desenvolva e receba os mesmos estímulos das crianças de sua idade.

Já no consultório, com as terapias, busca-se recuperar os atrasos acumulados, para que um dia, quem sabe, seu desenvolvimento possa se igualar ao das outras crianças. Mas, para que essas terapias sejam estímulos extras, quando ele estiver no ambiente escolar o aproveitamento dele precisa ser, pelo menos, o mesmo que o dos amigos da sala.

Caso não acompanhe as explicações da professora, não participe da rotina da sala de aula, dos momentos de interação, da aula de educação física, e se não brincar no intervalo junto com os amigos, enfim, se continuar fora de algumas atividades, sempre acumulará mais e mais atrasos.

D. Tereza argumentou que, por mais que a professora chamasse, Felipe não prestava atenção, que gritava e chorava no meio da aula atrapalhando a classe e que não queria brincar com os amigos. Disse que a culpa não era da escola.

Então Mariana explicou que, com uma auxiliar terapêutica, treinada e monitorada por ela, conseguiriam garantir que ele prestaria atenção à professora, atenderia seus comandos e que não ficaria mais isolado.

A diretora respondeu irritada: "– Mas se tiver uma babá em sala de aula, ele ficará cada vez mais dependente. Vocês não querem o contrário? Não querem que ele se desenvolva?"

Mariana, que já estava habituada com aquele velho discurso das escolas, explicou que a maioria das pessoas têm uma visão muito distorcida sobre as funções da AT – auxiliar terapêutica. E deixou claro que ela só poderia tomar alguma atitude quando Felipe estivesse abaixo da média no aproveitamento da aula e, que a ajuda seria sempre a menor possível, para que ele fosse adquirindo cada vez mais independência.

Por exemplo, se a professora chamasse para a aula de educação física no pátio e quase ninguém da turma fosse, a auxiliar terapêutica não deveria fazer nada. Se a metade da turma já começasse a ir e Felipe não, ela poderia perguntar: "– Cadê seus amigos?" e esperar que ele fosse. Se mesmo assim ele não tomasse uma atitude, ela poderia tentar novamente: "– Onde está todo mundo?". E aguardasse para então dizer, se necessário: "– Vamos?". Se ainda assim ele não fosse, poderia dar ajuda gestual, apontando para a turma indo ao pátio. E, por fim, em último caso, o suporte físico, pegando em sua mão, indo até lá e fazendo cumprir aquilo que a professora determinou. E acrescentou:

"– A auxiliar terapêutica deve sempre partir da menor ajuda para a maior, primeiro verbal, depois gestual e, se necessária, física, afim de que a criança não fique dependente. Pois o treinamento é feito para que aprenda a observar e compreender aos poucos as ações cotidianas, até que possa cumprir sozinha os comandos da professora.

A auxiliar terapêutica não é uma cuidadora, nem deve fazer o papel do professor. De fato, conheço muitos casos em que a AT fica no fundo da classe sentada com a criança, conversando e explicando a mesma matéria que o professor está lecionando, mas isso não está certo, esse não é o trabalho da AT. Ela deve exercer o papel de "sombra", sempre se posicionando atrás de Felipe, para que sua presença tenha a menor interferência possível e vá aos poucos se esvanecendo. A auxiliar não irá responder ou falar no lugar dele, não se tornará sua cuidadora como: andar de mãos dadas, pegá-lo no colo ou executar as demandas no lugar dele.

O trabalho dela é tornar-se cada vez menos necessária, prepará-lo para entender o que a professora está falando, focar sua atenção, limpar os estímulos que atrapalham, sugerir à professora que adequações podem ser feitas para um melhor aproveitamento, identificar habilidades, promover a interação social, reforçar comportamentos adequados. Enfim, melhorar suas habilidades e sua autonomia. Seu papel é fazer com que Felipe aumente a atenção e compreensão, por meio de materiais concretos. Por exemplo, se a professora está fazendo a leitura de uma historinha com a turma, a AT vai ter as imagens recortadas semelhantes às do livro ou personagens concretos de brinquedo, seja de plástico, de madeira ou de pelúcia. Enfim, terá um material concreto para que Felipe possa acompanhar a história de forma visual e assim aumente a probabilidade de compreensão, porque crianças com autismo se beneficiam muito de recursos visuais.

Outra função muito importante é a de manejar comportamentos inadequados. Por exemplo, quando Felipe chora e grita, vocês o levam para dar uma volta no parque. Então, ele está associando que tem ganhos sempre que se comporta de forma inapropriada, ou seja, se chora é premiado para dar uma voltinha no parquinho, que ele adora. É por isso que Felipe está aumentando a frequência dos choros e gritos.

A auxiliar terapêutica evitará que esses comportamentos aconteçam, criando, por exemplo, histórias sociais com o uso de imagens, a fim de que ele compreenda o que não é permitido e o que é esperado em sala de aula. Além disso, quando o menino chorar ou berrar, vai acalmá-lo sem reforçar a fuga e redirecioná-lo para que preste atenção nas atividades. A professora sozinha não tem condições de fazer isso.

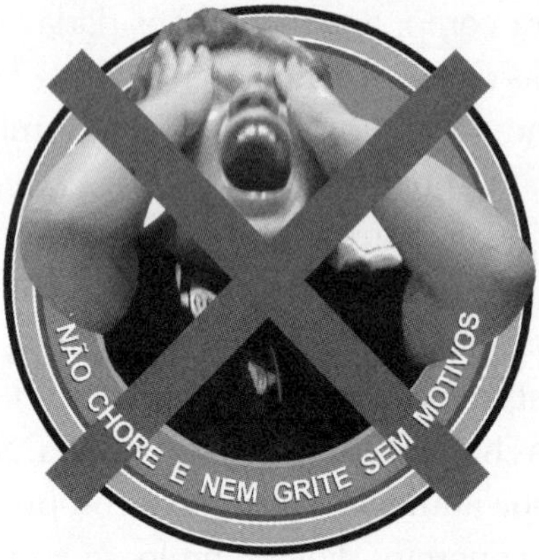

A diretora ficou arregalada e parecia começar a concordar, mas ainda assim, resistiu.

Mariana foi cuidadosa ao esclarecer que o direito à auxiliar terapêutica, quando necessário, está garantido por lei. Para comprovar sua necessidade, apresentou um laudo do neuropediatra solicitando a auxiliar terapêutica e disse que a escola não pode resistir à prescrição médica.

D. Tereza ficou muda por um instante, já estava sem argumentos. Poucos dias depois, disponibilizou uma estagiária para ser treinada e com o tempo, tudo foi ficando mais fácil.

Mariana enviou um 'Diário Escolar", que era um formulário para a professora preencher diariamente, relatando se Felipe interagiu, brincou com os amigos, se cumpriu as atividades propostas, ou se teve comportamentos inapropriados etc.

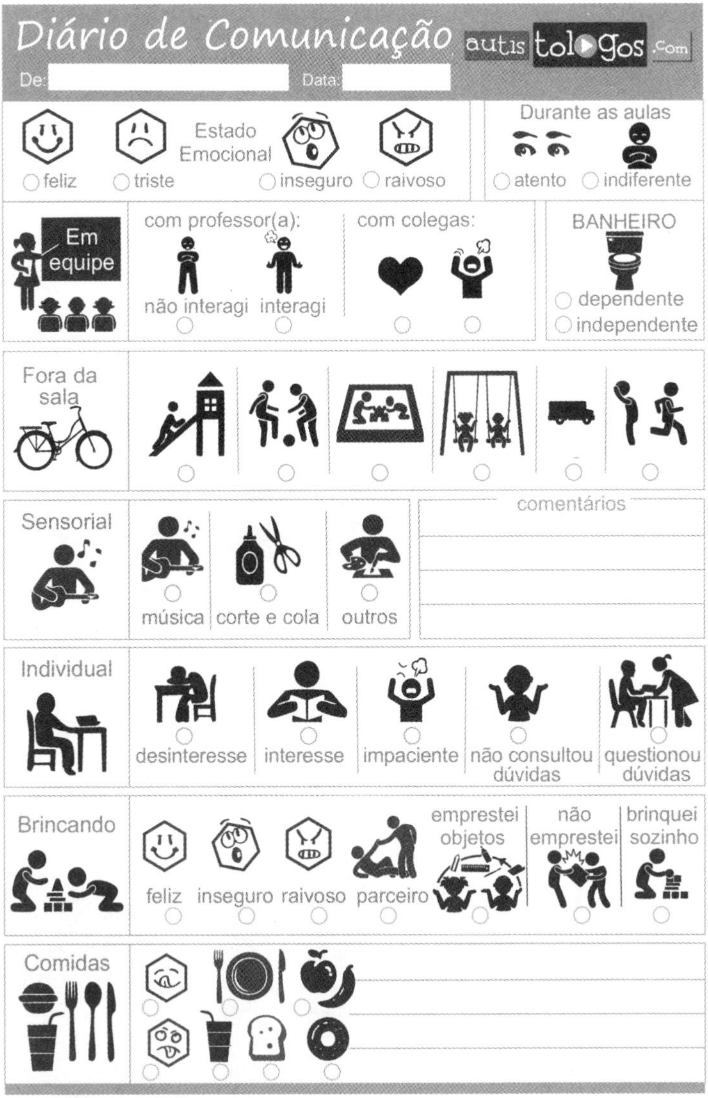

Juntas, a professora e a auxiliar terapêutica, criaram "Roteiros Visuais" para Felipe com o passo a passo de tudo que deveria ser feito.

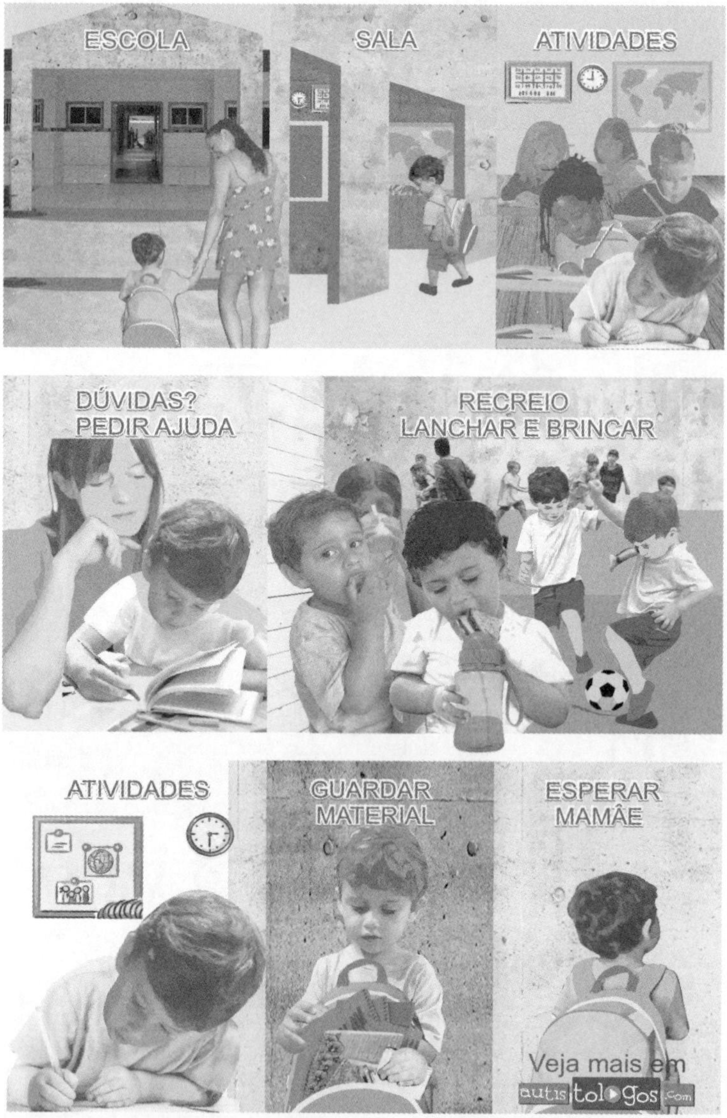

Ele passou a ser mais independente, e a cada dia interagia mais com as outras crianças e cumpria as missões dadas pela professora. Pouco tempo depois, nem precisou mais da auxiliar terapêutica, que foi se distanciando gradualmente.

A primeira festa de aniversário que Felipe foi convidado foi exaustiva para Rafaela. Ele corria sem parar e ela tinha que correr atrás, pois ele quase destruiu a mesa de doces várias vezes.

As outras mães olhavam assustadas e comentavam fazendo graça: "– Nossa, agora dá para entender por que você é tão magra. O Felipe não te dá sossego, hein?" Constrangida e exausta, Rafaela sorria e dizia: "– Sim, ele é o meu *personal trainer*."

Felipe corria e subia por tudo. Abriu e fechou a portinha de um brinquedo muitas e, muitas vezes, não queria sair, impedindo a entrada de outras crianças. E Rafaela tinha que tirá-lo dali sem causar alarde, procurava distraí-lo para evitar um ataque de choro, não podia denegrir a imagem do filho diante de toda aquela plateia.

Em um minuto de sossego, quando Felipe finalmente entrou no labirinto com outras crianças e Rafaela relaxou, logo uma mãe chamou sua atenção apavorada. Felipe havia subido no túnel pelo lado de fora e estava em uma altura muito perigosa. Ela já estava acostumada com suas estripulias e sabia que ele conseguiria descer dali sem dificuldades, mas a festa parou em desespero, todos preocupados com ele. Então, Rafaela foi então chamá-lo para descer em segurança e todos ficaram aliviados.

Sair de casa era sempre um grande desafio. Mas ela procurava se esforçar, para dar a maior oportunidade de experiências para seu pequeno. Até mesmo ir ao mercado era uma grande aventura. Felipe queria sair correndo e, às vezes, parecia impossível alcançá-lo.

Ir à praia era o que mais a preocupava. Ele ia como um foguete para o mar e não tinha o menor medo, não tinha noção de perigo. E essa era uma de suas maiores preocupações. Janelas, sacadas, escadas, piscina, ruas e outros.

Estava sempre ligada e não perdia o filho de vista nem por um segundo. Procurava alertá-lo sobre os perigos com o uso de imagens e, com muito treino e explicação, aos poucos, Felipe pareceu entender um pouco melhor.

Quando estava com algum amiguinho, Rafaela fazia de tudo para estimular a interação entre as crianças, fazendo com que Felipe se interessasse pela brincadeira do amigo e vice-versa. Era exaustivo e, na maioria vezes desanimador, contudo, no final o saldo era sempre positivo.

Apesar de evitar eletrônicos, por saber dos riscos de seu uso excessivo, chegou a aprender alguns joguinhos que as mães diziam ser os favoritos da criançada e ensinava Felipe a jogar. Assim, quando estava em casa com um amiguinho e já não queriam outras brincadeiras, poderiam jogar juntos.

INCLUSÃO ESCOLAR EM AUTISMO: MUITO ALÉM DA SOCIALIZAÇÃO

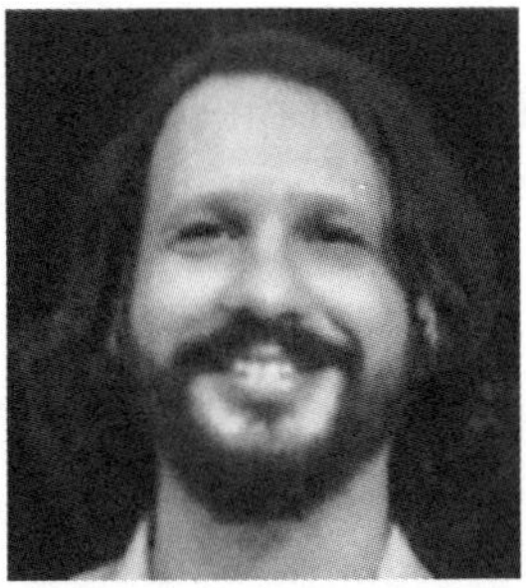

Um dos maiores nomes na inclusão escolar no Brasil. Doutor em Educação pela PUC-SP, Pós-doutorando em Educação Especial pela UFSCar, Psicopedagogo e pesquisador em autismo e inclusão. Autor do livro "Transtorno do Espectro Autista: Uma Brevíssima Introdução" e coordenador nacional do Núcleo de Atenção ao Transtorno do Espectro Autista (Natea).

Autor do do instagram @lucelmo.lacerda e do canal do Youtube Lucelmo Lacerda e membro do Luna ABA. Email: lucelmolacerda@gmail.com

Professor Lucelmo Lacerda

Para começar, devo sinalizar que o que interessa trazer aqui são processos de inclusão baseados em evidências científicas, evitando manifestar opinião pessoal sobre o tema e, ao mesmo tempo, priorizar evidências (não as modas constantes)

e trabalhando para ser o mais didático e acessível possível para realmente ilustrar, na prática, como seria um processo de inclusão realmente eficaz.

Introdução

A escola é um lugar fundamental para o processo de desenvolvimento do indivíduo com autismo para seu pleno desenvolvimento, isto quer dizer, para que os prejuízos persistentes nos casos de autismo como: dificuldades na comunicação social, comportamentos repetitivos e estereotipados sejam trabalhados, é necessário que se possibilite uma melhor qualidade de vida para os indivíduos no espectro autista.

O primeiro critério diagnóstico é o prejuízo na comunicação social e, convenhamos, não existe lugar no mundo em que mais se exerce a socialização do que na escola. É no ambiente escolar que fazemos amigos, confidências, flertamos, xingamos, somos xingados, fazemos fofoca, brigamos, perdoamos, enfim, é um turbilhão social incrível.

Não estamos falando em simular situações exigentes, mas que elas realmente já estão lá, maravilhosamente organizadas, e que podemos nos servir delas para ensinar as pessoas com autismo sobre os sinais sociais, comunicação falada ou por meio de cartões, sobre as emoções alheias, a tomada de perspectiva do outro, enfim, mil possibilidades.

O segundo critério diagnóstico é referente aos comportamentos. Lembremos que a maior parte daquilo que as pessoas fazem é fruto da imitação, e que pessoas com autismo têm, normalmente, um prejuízo na função espelho dos neurônios e dificilmente imitam, de modo que, isto gera um comportamento altamente idiossincrático (no sentido de singularmente estereotipado), e que a escola oferece um modelo abundante de comportamento adaptativo de tantas outras crianças com desenvolvimento típico.

E preste atenção, não se trata somente de reconhecermos que a escola é um espaço desejável e propício para o desenvolvimento dessas habilidades, na verdade, desenvolvê-las é essencial para que a criança possa ficar na escola e atender aos processos de ensino que ela propõe.

É claro que as crianças com desenvolvimento típico já vêm com estas habilidades "naturalmente" desenvolvidas, e não precisam ser expressamente ensinadas, de modo que, muitas vezes, os educadores e os documentos oficiais sequer reconhecem e listam estas habilidades pré-requisito, mas elas são imprescindíveis.

A habilidade de fazer rastreio visual (para exemplificar) é necessária para outras coisas, como pareamentos de toda sorte e condição para o desenvolvimento da leitura, ainda assim, não vemos o tema na formação em educação e tão pouco temos qualquer protocolo de avaliação global oficialmente adotado que a contemple.

Assim, é necessária uma avaliação bastante detalhada de dois tipos de comportamento da criança:

Comportamento em excesso – trata-se de tudo o que a criança faz e não deveria fazer, ou deveria fazer com menor frequência. Por exemplo, gritar, se isso ocorre muitas vezes ou em situações em que não é admissível, como em um jogo de futebol, trata-se de um comportamento mal adaptativo e, portanto, traz prejuízo à própria criança, fazendo com que o comportamento seja indesejável e alvo de intervenção pedagógica;

Comportamentos em déficit – trata-se de comportamentos que deveriam estar presentes com certa frequência, ou não estão presentes, ou estão em menor quantidade do que o ideal. Por exemplo, uma criança deve seguir instruções ao, por exemplo, fazer uma roda sempre que a professora pede e, eventualmente, deve imitar as demais crianças, na fala e nas ações e em muitas coisas. Tais comportamentos são esperados "naturalmente", e aparecem em crianças com desenvolvimento típico, mesmo sem qualquer ensino específico, mas em pessoas com autismo é necessário que se intervenha e ensine diretamente. Esses comportamentos em déficit devem ser observados nos marcos do desenvolvimento humano e nas habilidades necessárias para a vida escolar.

Mas o fato de uma pessoa ter o autismo não quer dizer que ela tenha um padrão fixo de déficits ou excessos e que possamos aplicar um "ensino para autistas", na verdade, isso não existe. O autismo é um espectro, isso significa que é uma condição amplamente diversa e cada pessoa nesse espectro é um coleção totalmente singular de comportamentos, sendo assim, é fundamental que se faça uma avaliação individualizada e pormenorizada.

Avaliação

Neste ponto, cabe uma pergunta: quando falamos em transtornos do neurodesenvolvimento, faz sentido a separação de intervenção pedagógica e terapêutica?

Uma pessoa com o desenvolvimento típico (na média), apresenta um conjunto de habilidades próprias da espécie e que permitem que ela participe plenamente da vida escolar e social, que foi organizada pensando nesta média.

No entanto, outras pessoas podem ter diferentes arranjos biológicos e não apresentar estas mesmas habilidades, e chamamos isso de "Transtornos do Desenvolvimento", a partir disso temos criado tecnologias comportamentais para: a) ensinar estas habilidades que estão, normalmente, a cargo da biologia; b) ensinar a redução de comportamentos mal adaptativos decorrentes de problemas de interação social e advindos da falta das habilidades do primeiro item, e; c) adaptar o ambiente para que ele fique mais acessível a estas pessoas, já que mesmo com todo o ensino feito corretamente, estas pessoas continuam com um funcionamento diferente.

Portanto, uma intervenção em autismo, por exemplo, é basicamente a de ensinar coisas e ensinar é uma atividade do campo pedagógico. No entanto, o conhecimento das variações biológicas dos transtornos do desenvolvimento e o planejamento de alguns processos de ensino podem estar fora do escopo da formação docente e necessitar de apoio médico, como de fonoaudiólogas, terapeutas ocupacionais e psicólogas, por exemplo, fazendo com que esta intervenção seja, por natureza, transdisciplinar, avessa à redução cartesiana que diz que há uma separação rigorosa entre saúde e educação.

Digo tudo isso para argumentar que a avaliação pode ser global, ou seja, de um campo amplo de domínios do indivíduo e, inclui elementos que pode, às vezes, ser caracterizado como "saúde", como a habilidade de falar ou restrito a uma habilidade acadêmica específica, como a habilidade de escrever.

Se a avaliação for global, o ideal é ser acompanhada por equipe multidisciplinar, com fonoaudiólogas, terapeutas ocupacionais, psicólogas e pedagogas, (todas com formação também em ABA) e utilizar-se de instrumentos como o Inventário *Portage* (bebês), VB-MAPP (crianças menores ou com bom repertório verbal), ABLLS-R (crianças um pouco maiores ou mais severas), AFLS (jovens e adultos), PEAK (linguagem e teoria da mente), *Socially Savvy* (habilidades sociais), *Essential for Living* (autismo severo), entre muitos outros.

Caso a avaliação seja restrita a determinados comportamentos, é necessário defini-lo bem e testá-lo, com um critério bem descrito. Se ele estiver presente, ok, contudo, em caso negativo, e sendo um comportamento motor, é preciso realizar uma análise da tarefa (ou seja, separá-lo em partes mínimas) para saber o que está realmente faltando.

E caso estejamos tratando de um comportamento complexo, como a leitura, é necessário avaliar os pré-requisitos e avalia-los todos, até descobrir em que ponto do desenvolvimento está o sujeito, e assim, planejar seu ensino. Por exemplo, se o comportamento de leitura não está presente, devemos avaliar diversas habilidades, tais como: rastreio e escaneamento visual, pareamento arbitrário, reflexividade, simetria, transitividade, entre outros, sem os quais não há leitura possível e quando entendermos em que ponto está o sujeito, planejar o ensino dali por diante.

Planejamento e ensino

Com uma boa avaliação individualizada, somos capazes de dizer em que ponto o indivíduo se encontra, o que ele precisa desenvolver e podemos criar o Plano de Ensino Individualizado – PEI, em que devem estar presentes três aspectos: 1. Objetivos (onde queremos chegar com esta criança); 2. Programas (que estratégias serão usadas para chegar lá); e 3. Alvos (dentro dos programas, quais serão exemplares com que se irá trabalhar).

Imagine o caso de Joãozinho, ele é um menino com autismo que sabe falar. Ainda assim, não tem nenhum amiguinho na escola. Em uma avaliação global, percebe-se que faltam a Joãozinho muitas das habilidades que formam a base daquilo que chamamos de Habilidades Sociais. Falta, por exemplo, a simbolização, a compreensão de metáforas, tomar a perspectiva do outro em relação à certas situações (o que é chamado Teoria da Mente) e entre muitas outras coisas.

Para que Joãozinho se desenvolva a contento, sua professora de Sala de Recursos, com uma boa avaliação em mãos e apoio de uma equipe multidisciplinar, elabora um Plano de Ensino Individualizado para ele, que estabelece, entre outros, o seguinte objetivo: *Conversar e/ou brincar com os colegas ao menos 10 minutos durante os recreios.* (É preciso lembrar que fazer amigos não é uma questão de estilo ou personalidade, mas uma condição humana imprescindível à qualidade de vida).

Como as crianças conversam e brincam como se o mundo fosse acabar, parece um objetivo fácil, mas quando se trata de uma criança com TEA, com certeza não é esse o caso, é primordial um planejamento e execução minuciosos, de modo que, para atingir esse objetivo, a professora deve se aliar a diversos programas, cada qual com seus alvos bem definidos. Um deles pode parecer curioso para quem não conhece bem o desenvolvimento humano e a complexidade das relações sociais (e por isso mesmo o trouxe), que é a capacidade de produzir onomatopeias, fundamentais à brincadeira:

Programa	INTRAVERBAL ONOMATOPÉIAS					
Procedimento: Conseguir a atenção da criança, mostrar-lhe o brinquedo e dizer: "O (nome do brinquedo) faz... (e aguardar a criança falar o som) Resposta: emitir o som alvo **Materiais necessários** Brinquedos correspondentes aos alvos **Alvos:** trem (**X**) vaca ( ) carrinho ( )						
Emitir sons com ajuda ecóica imediata						
		S N	S N	S N	S N	S N
		S N	S N	S N	S N	S N
		S N	S N	S N	S N	S N
		S N	S N	S N	S N	S N
		S N	S N	S N	S N	S N
Gráfico	5					X
	4					
	3				X	
	2		X	X		
	1	X				
	0					

É claro que se estamos falando de uma criança que não possui habilidades tão básicas, como fazer onomatopeias, ela terá a necessidade de um apoio escolar, tal como dispõe a Lei 12.764/12 e, por isso, este programa necessita de um apoio mais individualizado, o que não acontecerá em crianças com necessidades mais leves e que podem ser aplicados pela própria professora regente.

Enfim, neste caso, portanto, estamos pressupondo um mediador escolar se aproximando da criança, seguindo as instruções do procedimento e registrando S (sim, a criança fez o som) ou N (ela não fez o som) nas 5 tentativas do bloco, diariamente (digamos que seja este o previsto para o planejamento) e, então, o mediador marcará com um X na quantidade de acertos do dia (de 0 a 5).

No exemplo, marquei a sequência de 1, 2, 2, 3 e 5, para ilustrar. Imagine que isto é o resultado da semana de Joãozinho com o alvo "trem", como sinalizado também e que, ao fim da semana, o mediador passe uma caneta sobre os X de acerto, formando um gráfico, que deve ser entregue aos pais da criança e a professora responsável por este planejamento, para que ela permaneça supervisionando o caso, tomando decisões como mudança de estratégias (quando os gráficos não mostrarem avanço), de alvos (quando a habilidade com certo alvo atingir o critério de aprendizagem) e de programas (quando uma criança atingir o critério de aprendizagem em um programa com diversos alvos, mesmo novos, mostrando generalização).

Eu pergunto: Quantas oportunidades um mediador escolar possui de entregar objetos para os alunos que o acompanham, ou poderiam chamar o nome e entregar após um contato visual? Quantas oportunidades de, ao invés de instruir, mostrar como se faz e pedir uma imitação? De pedir atenção compartilhada? De criar contextos para relações com os coleguinhas? Mas, em geral, estas habilidades e situações não foram avaliadas e planejadas para se tornarem oportunidades de ensino. Minha proposta: não perder mais tempo e caprichar na inclusão!

CAPÍTULO 7 – CUIDADOS COM OS CUIDADORES

"Não quero que meus pensamentos morram comigo. Quero ter realizado algo. Não me interesso por poder ou pilhas de dinheiro. Quero deixar algo. Quero dar uma contribuição positiva. Quero saber que minha vida tem um sentido".

Temple Grandin

O tempo passou, mas Gustavo continuava em uma depressão profunda, com o nome sujo e o dia a dia da empresa cada vez mais difícil. Ele não tinha crédito e, por isso, comprar insumos para a sua fábrica estava cada dia mais desafiador. Apesar dos esforços, das horas intermináveis de trabalho, ele não via um resultado positivo.

Um dia estava na internet, já eram 3 horas da manhã e não conseguia dormir, quando se deparou com um vídeo no YouTube de uma propaganda. Tratava-se de um curso motivacional voltado principalmente, para empresários, que seria realizado em outubro, em Florianópolis.

Analisando os comentários no vídeo, percebeu que muita gente se recuperou da depressão e que atingiram o tão sonhado sucesso na vida. Não pensou duas vezes e se inscreveu, preencheu-se de esperanças. No entanto, ainda faltavam dois meses, e ele precisaria sobreviver até lá.

Rafaela estava deixando Felipe na escola e encontrou uma velha amiga, que perguntou como estava. Ela desabou a chorar, e disse-lhe que apesar de Felipe estar melhor do que nunca, relatou que há poucos dias tinha ido parar no pronto-socorro, pois, sentia que estava morrendo e sofrendo um enfarte.

Depois de realizar todos os exames, os médicos chegaram à conclusão de que estava tudo bem com a saúde física de Rafaela. O psiquiatra de plantão explicou que ela teve uma crise de pânico, causada por estresse pós-traumático, algo similar ao que os combatentes de guerra sentem quando voltam para casa.

Com a perda de Luiz Henrique, seu marido, e com toda a história de desafios vivida com Felipe, apesar de todas as vitórias, do acompanhamento psicológico e de tomar antidepressivos, ainda tinha insônias e sentia que não tinha mais forças para continuar, no entanto precisava seguir lutando pelo filho. A amiga comentou sobre um curso em Florianópolis e passou o link para Rafaela, que imediatamente se inscreveu, cheia de esperanças.

Chegou o tão esperado dia e Gustavo ficou impressionado com a quantidade de participantes. Logo na entrada uma frase gigante chamou sua atenção: Empodere-se! "– Ah, simples!", ironicamente resmungou sozinho. "– Fácil falar, quero ver alguém conseguir se sentir poderoso com um monte de títulos protestados", pensou. Já arrependido, foi fazer seu cadastro e ouviu algumas pessoas conversando e logo percebeu que não era o único que tinha problemas.

Foi uma espécie de conforto se dar conta disso. Até então ele se sentia sozinho e tinha a impressão de que só ele tinha problemas na vida. O curso mais parecia um show de *rock*. Antes de começar, apagaram-se todas as luzes e tocou uma música empolgante a todo volume, com uma iluminação de efeito.

Quando o palestrante entrou, todos aplaudiram de pé com muita empolgação. Ele não acreditava no que estava acontecendo, mas foi contagiado pela energia e começou a vibrar e bater palmas.

Uma onda de esperança tomou conta de seu coração naquele momento. Então, o palestrante convidou diversas pessoas que já tinham feito o curso para contar suas histórias de superação. As histórias eram tão lindas e comoventes, que Gustavo começou a desconfiar. Como um simples curso de final de semana poderia mudar tanto uma vida? Pareciam aqueles depoimentos fervorosos de igreja para arrecadar fundos dos fiéis.

Ao mesmo tempo que se comovia com as histórias, não se deixava levar, persistia cético. Mas, aos poucos, tudo começou a fazer sentido e seu coração começou a se abrir.

Como primeira atividade, o palestrante pediu para que todos escrevessem um resumo de sua vida, que relatassem tudo que aconteceu de relevante, desde que nasceram até os dias atuais. Receberam uma apostila com várias pastas, cada uma com um tema. Gustavo não entendia nada. O que aquilo tinha a ver com administração? Como isso poderia lhe ajudar?

Ao escrever sobre sua vida, no tema família, ele chorava ao lembrar de seu pai e de seus ensinamentos. Chorava também ao lembrar que não visitava os pais e irmãos há mais de três meses.

Ao pensar no pai, vinha à sua mente aquele homem forte, radiante, sempre feliz, que cuidava do filho, visitava os avós e sempre saía para trabalhar sorrindo. A figura do pai era muito importante para ele, mas julgava que seu estilo de vida leve se devia a uma falta de ambição.

Quando chegou no tema saúde, percebeu que sua vida era sedentária e que poucos foram os momentos em que ele se empolgou com alguma atividade física. No tema amizades, deveria citar os melhores amigos e como lidava com eles, no entanto, Gustavo não conseguiu juntar mais do que três amigos durante a vida toda, e notou que não mantivera mais contato com nenhum deles.

Na página em que o palestrante perguntava sobre espiritualidade, não tinha nada a dizer, pois desde a primeira comunhão não entrava em uma igreja, e não tinha contato ou praticava qualquer outra religião. Os pais eram extremamente religiosos, mas ele havia perdido sua fé em Deus e na vida. Considerava injusto tudo que estava passando.

Na página em que o palestrante pediu para escrever sobre trabalho, Gustavo expressou toda a sua frustração. Escreveu, mais de três páginas, sobre como nos últimos anos havia se dedicado à marcenaria e como o resultado era sempre negativo.

O tema mais difícil para escrever foi sobre relacionamentos amorosos. Gustavo percebeu que ao longo de seus 30 anos, conheceu muitas garotas, mas nunca tinha se apaixonado de verdade por ninguém. Ao final de três horas escrevendo e pensando sobre a vida, o resumo de três décadas de vida não era nada animador. Tinha muito pouco a contar.

Era como se ele vivesse um dia de cada vez, "apagando os incêndios" e resolvendo tudo da melhor forma possível, mas sem nunca parar para refletir e agir sobre o que poderia fazer para mudar o curso do fogo.

Na segunda atividade proposta, o palestrante pediu que se reunissem em grupos de 10 pessoas. Então, começou novamente uma música bem alta e que cada grupo dançasse em conjunto, pulando e se divertindo. Aquilo foi extremamente constrangedor para Gustavo. Ele tinha dificuldades de se soltar, era muito introvertido. Colocou as mãos no bolso e mexia-se timidamente com um sorriso nervoso.

Entretanto, o pior ainda estava por vir. Após tudo isso, começou a tocar uma música lenta, abaixaram-se as luzes e o palestrante pediu que se juntassem em pares, se abraçassem e dançassem. Nesse instante, Gustavo pensou seriamente em ir embora, seu desejo era sair correndo daquele local.

Mas antes que ele desistisse, uma linda mulher veio convidá-lo para dançar. Congelou e pensou: "– Como uma mulher tão linda como aquela poderia ter algum problema? O que ela estava fazendo ali? E por que ela tinha escolhido justamente ele para dançar?"

Rafaela era mais descontraída e estava se divertindo muito, e não se recordava da última vez em que tinha tido tempo para si mesma. Nos últimos tempos, todas as suas atenções estavam sempre voltadas para Felipe. E naquele momento ela podia refletir sobre a própria vida, não seria julgada e estava completamente entregue àquele momento.

Até então, não havia prestado atenção em Gustavo e escolheu o rapaz aleatoriamente. Mas, assim que chegou perto dele, suas pernas ficaram trêmulas. O olhar tímido e encantador do rapaz a fez se sentir viva outra vez.

Gustavo sussurrou em seu ouvido que aquilo tudo era muito constrangedor e ela ficou toda arrepiada com aquele tom de voz grave, mas reservado, doce e amoroso. O curso continuou, porém, ela não tirava aquele momento da cabeça e ficava magnetizada com o jeito terno dele. Depois, disfarçadamente, passou a observar as atitudes do rapaz.

No final do dia, o palestrante propôs que os grupos se reunissem para o jantar, para que se conhecessem melhor e combinassem algumas atividades para o dia seguinte. Gustavo logo sentou-se ao lado de Rafaela e a conversa fluiu. Horas se passaram e eles nem perceberam que todos haviam ido embora enquanto os dois confidenciavam cada episódio de suas vidas.

Rafaela não conseguia se recordar de alguém que realmente tivesse tanto interesse no que ela dizia. Sempre que confidenciava algo para alguém, logo se retraía, com a sensação de que estava incomodando as outras pessoas com seus assuntos chatos. Até mesmo com Luiz Henrique, não tinha essa liberdade, pois, ele logo dizia que ela só sabia se lamentar e acabava sempre a julgando e ofendendo.

Com Gustavo era diferente, o interesse na sua história era genuíno e a recíproca era totalmente verdadeira. Quando se deram conta, o sol já estava nascendo. Os raios de sol brilhavam por todo céu, era um espetáculo radiante.

Rafaela percebeu o quanto a vida era um milagre, e o quanto era essencial se sentar, respirar, relaxar e pensar um pouco em si mesma. Percebeu que nunca tinha assistido ao nascimento do sol e colocou como meta em sua vida que, a partir daquele instante teria mais contato com a natureza.

Gustavo não era nada parecido com o tipo de homem que Rafaela sentia atração, até então. Não conseguia entender o que havia notado no rapaz que tanto a entusiasmava, mas, ao mesmo tempo, estava totalmente encantada com ele. Os olhos verdes de Gustavo, seu jeito humilde e despretensioso, seu cavalheirismo e, principalmente, a maneira com que ele olhava para ela, com um sorriso genuíno e entregue.

Perceberam que precisavam dormir, afinal às 10 horas começava o segundo dia de curso. O mais foi difícil foi adormecer, depois de todos os momentos mágicos que viveram juntos e com tanta informação nova na cabeça, tantos planos.

Gustavo chegou atrasado no segundo dia. Preferiu ficar respondendo e-mails e resolver os problemas da fábrica. Chegou depois do almoço. Rafaela estava ansiosa para reencontra-lo e não entendia sua ausência. Ele ficou aliviado ao saber que a primeira parte do dia foi contar para o grupo o resumo da vida, algo que ele preferia não revelar publicamente.

Na segunda parte do curso, o palestrante começou a falar sobre a história que cada um ia deixar nessa vida. A palavra mágica do dia era "legado".

Gustavo percebeu que "apagar incêndios" não deixava legado. Começou a perceber que a vida é muito mais do que apenas os negócios.

A palestra o deixou bastante desconfortável com todas as mudanças que estavam surgindo em sua mente, ele tinha Rafaela para lhe acalmar ao seu lado, que sempre fazia um comentário otimista.

Impressionante como os problemas eram tão diferentes, porém, o que realmente diferenciava as pessoas não eram os problemas, mas a forma como cada uma lidava com eles. E Gustavo percebeu que seu problema não era tão grande e o que precisava mudar era a forma com que lidava com ele. Percebeu também que todos têm problemas, que não era uma exclusividade sua e que lidar com os desafios faz parte de estar vivo. Pensou que cada desafio era uma escada e que precisava subir um degrau de cada vez. Mas qual seria o seu legado? Como se prepararia para ele?

A essa altura, percebeu que administração nada mais é do que a vida sendo vivida diariamente. Precisamos administrar nosso tempo, nossas prioridades, nossos objetivos.

Ao voltar para o quarto, para se preparar para o jantar, Gustavo encontrou um bilhete escrito pelo palestrante que dizia: "As ondas da mudança nos levam a encontrar o verdadeiro significado". Ele se encheu de coragem e ligou para o quarto de Rafaela. Propôs que eles escapassem do jantar coletivo e fossem jantar só os dois, em outro restaurante da cidade.

O bistrô escolhido era muito charmoso. Acostumada com Luiz Henrique, que se divertia somente após suas doses de uísque, Rafaela se surpreendeu quando o garçom retirou o pedido e Gustavo pediu apenas uma água.

Mesmo assim, ambos ficaram embriagados com o interesse mútuo de se conhecerem melhor. Riam e choravam ao dividir suas histórias de vida. Gustavo ficou especialmente interessado em saber mais sobre Felipe e o Autismo, que até então, considerava um total enigma.

Quanto mais ela contava, mais ele queria saber e ficou encantado com o jeito especial do pequeno de enxergar e viver a vida. Percebeu o quanto Felipe dava valor ao que realmente importava, o quanto era genuíno.

E também se encantou com a forma com que Rafaela lidava com tudo aquilo, o quanto era fiel no objetivo de buscar a superação do filho, que não desistia jamais e o quanto já tinha conquistado com essa sua entrega.

Novamente, a conversa embalou, o tempo voou, até que o garçom perguntou educadamente se eles queriam mais alguma coisa, pois a cozinha estava fechando. Então, Gustavo sugeriu que fossem caminhando até o hotel que era próximo. Eles estavam muito impressionados com a beleza da cidade. A lua refletindo no mar, a brisa gostosa e a conversa doce transformavam aquele momento em algo único.

"– Já sei", disse Rafaela, "Amanhã, antes do curso, vamos caminhar aqui na beira-mar?"

Gustavo, que nem tinha tênis, porque não era adepto aos exercícios, ficou envergonhado de negar o convite. Na manhã seguinte, Rafaela caiu em uma gargalhada ao vê-lo de sapato, calça e camisa, pronto para a caminhada.

O último dia do curso consistia nas missões que cada um deveria levar para casa. A lição número um era escrever e cuidar de cada item daquela pasta. Analisar como era sua vida e o que poderia mudar.

O palestrante chamava aquilo de estrela de seis pontas, e que cada ponta representava os aspectos da vida que deveriam ser cuidados: a família, os negócios, a saúde, a espiritualidade, os amigos e os relacionamentos.

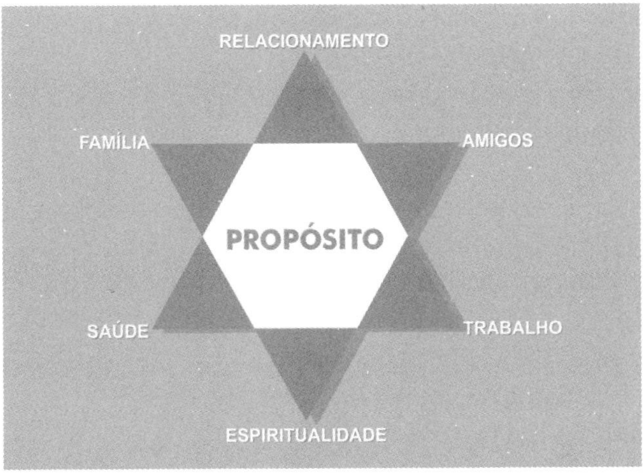

A segunda missão era escrever o seu propósito e como deixar o seu legado. Gustavo pensava que seria fácil escrever a primeira parte, pois, estava claro para ele todas as mudanças que precisava fazer em sua vida. Mas a segunda missão, sobre designar o propósito, o deixava bastante transtornado.

Ao final do curso, todos cantaram e dançaram alegremente. Saíram do local sentindo uma paz interior muito grande e muita força para continuar a vida.

Rafaela se despediu de Gustavo. Ao ver a linda Rafaela indo embora pensou: "– Puxa, eu deveria ter tentado dar um beijo nela. E agora? Provavelmente nunca mais vou vê-la." Rafaela percebeu que esqueceu o celular sobre a mesa e voltou pra buscar. Quando a viu voltando, Gustavo não hesitou e a beijou apaixonadamente.

CUIDADOS COM OS CUIDADORES

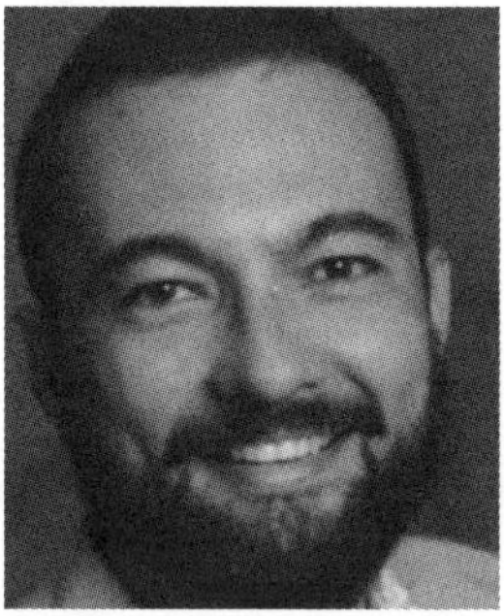

Graduado em Medicina pela FURG, Universidade Federal do Rio Grande, com especialização em Psiquiatria pela PUCRS e em Saúde Mental da Infância e Adolescência pela UNIFESP/UPIA, dr. Rodrigo é mestre em saúde coletiva pela UNESC e referência no diagnóstico e tratamento de crianças com Autismo, assim como no cuidado com o equilíbrio emocional das famílias. Para saber mais, acesse seu instagram @drrodrigosilveira

Dr. Rodrigo Silveira

As emoções contagiam. Se entramos em contato com uma pessoa que está eufórica, possivelmente vamos dar risada de algo. Do mesmo modo, se entrarmos em contato com uma pessoa que está cheia de raiva, muito provavelmente, nossas emoções também vão estar contagiadas e ficaremos negativos.

Se temos como objetivo melhorar a capacidade de regulação emocional de uma criança, o primeiro passo para que isso aconteça é regular a emoção daqueles que a cercam.

Portanto, a única maneira de melhorar o ambiente de uma criança é ajudando aos pais. Eles precisam estar harmonizados suficientemente para conseguir enxergar as situações com maior clareza e tomar decisões sábias no dia a dia.

Caso contrário, ficam reativos e acabam caindo em armadilhas. Ficam com muito medo e acabam acreditando, por exemplo, que a causa do autismo são as vacinas, embora diversos estudos científicos comprovem o contrário. Tendem a buscar uma cura milagrosa, sem nenhum fundamento científico, como a solução prejudicial à saúde chamada de MMS, suposto suplemento que cura doenças, mas que já foi comprovado a sua ineficiência e risco à saúde.

A tradição oriental preconiza que a melhor coisa que podemos fazer para o universo e para os outros é estabilizar a nós mesmos. Sempre queremos transformar aquilo que está fora de nós, sempre queremos mudar o outro, mudar o ponto de vista do outro. Mas quando mudamos nosso interior, tudo que está ao nosso redor se transforma automaticamente.

Os pais precisam de apoio. Precisamos ter cuidado com o cuidador, porque para oferecermos um ambiente adequado para o bom desenvolvimento de uma criança, todas as figuras que estão circulando ao seu redor precisam estar suficientemente alinhadas, pois as emoções nos contagiam por meio do ambiente em que estamos inseridos. Além disso, essas crianças precisam de apoio em longo prazo. Quando falamos a respeito do tratamento do autismo, estamos falando de uma certa "maratona".

Em 2019, o *Burnout* passou a ser considerado um transtorno pela OMS (Organização Mundial de Saúde). Esta síndrome surgiu a partir do estudo de professores e profissionais de saúde que cuidavam de um vulnerável. A ciência já estabeleceu com toda clareza que cuidar de um vulnerável é algo que leva ao esgotamento. E esse esgotamento emocional e físico, denominado *Burnout*, leva ao adoecimento mental.

Não adianta analisarmos a criança como um só indivíduo, pois ela faz parte de um contexto, que é a família. Então, para que possamos ajudar a criança, precisamos ajudar também seus cuidadores. E, se esses cuidadores estiverem tranquilos, serão capazes de tomar decisões mais sábias ao longo do tratamento. E isso vale para vida de todos nós.

Sempre que estamos agitados, tomamos decisões ruins. Se estivermos bem, temos muito mais chances de sucesso em todos os sentidos, inclusive no tratamento do autismo do filho, porque vamos escutar melhor, vamos lidar melhor com cada novo desafio.

O mesmo vale também para os terapeutas e profissionais que lidam com pessoas com autismo, para que consigam se sintonizar com seus pacientes, a fim de se capacitarem cada vez mais.

A terra dá sustentação à planta sem impor nada. Da mesma forma, nós só conseguiremos fazer isso se estivermos em paz, porque se estamos desestabilizados, acabamos impondo nossa própria dificuldade para o outro.

As crianças precisam de um apoio de muita qualidade, principalmente, no início da vida e quando convivem com um transtorno tão complexo quanto o autismo. Então, precisamos conseguir semear essa tranquilidade. Por isso precisamos ampliar a nossa noção de cuidado, buscando a própria cura emocional e, assim, curar os outros, no sentido de ter uma vida feliz e de qualidade.

Para colocar em prática, o primeiro passo é levar tudo isso a sério, fazendo um agendamento na nossa rotina. Se temos possibilidade de caminhar 30 minutos, três vezes por semana, se pudermos ter um momento só nosso de sair, caminhar, regular nossa respiração, colocar nosso corpo em atividade, fazer um alongamento de 5 minutos, ir em uma dessas academias de rua espalhadas pelo Brasil e fazer 10 minutos de atividade, se apenas podemos fazer esse tipo de atividade, está tudo bem. Isso já tem um impacto muito grande em nossas vidas.

No entanto, é importante levar a sério, isso precisa ser agendado, não é algo que possa ser colocado em segundo plano, porque sempre estamos negligenciando o autocuidado, como algo que possa ser feito depois.

Lá no fundo, temos muita dificuldade de entender que somos muito frágeis, que somos finitos. Sempre achamos que amanhã poderemos nos cuidar e as pessoas, muitas vezes, só notam isso quando quase não dá mais tempo de fazer muito. Então, é importantíssimo pontuar que as pessoas precisam de pelo menos 150 minutos de atividade física por semana. Isso é o mínimo.

Outra coisa que recomendo ativamente para meus pacientes, além da atividade física, é que tenham na vida algo que lhes dê satisfação, que lhes dê alegria. Se puderem transformar a atividade física em alegria, ser um momento de encontro entre amigos na academia ou para jogar futebol ou fazer uma caminhada conjunta, perfeito! Precisamos incluir lazer na nossa rotina para ter uma mente saudável.

Quando pergunto para as pessoas o que fazem de lazer, no geral ficam mudas, pois não têm nada na rotina que lhes dê um momento prazeroso. Especialmente quando estamos em uma situação de estresse contínuo, como é o que ocorre com os pais que lidam com o tratamento do autismo do filho, é muito importante ter uma "ilha" durante a semana.

Assim, podemos pensar: "estou nadando incansavelmente, quase me afogando nesse oceano, mas sei que na quarta-feira, às 12h30minutos, vou me deitar em uma ilha e vou repousar e recompor minhas energias". Isso muda a perspectiva de vida das pessoas. Então, é preciso construir uma rotina, na qual se sintam apoiadas e que possam se recompor.

Além disso, algo que funciona muito é encontrar alguma maneira de desenvolver a nossa espiritualidade, no sentido de aproximar-se do sagrado que existe dentro de todos nós. Algumas pessoas conseguem isso por meio das religiões, outras da meditação ou do Yoga.

Enfim, as pessoas conseguem isso de diferentes maneiras e cada um tem que saber qual é o seu próprio caminho de acessar dentro de si mesmo esse espaço, buscando entender que fazemos parte de algo maior e se sintonizar com algo sagrado. Isso costuma ajudar muito as pessoas e é muito importante a gente incentivar isso. Aliás, isso é algo sustentado pela ciência, que comprova tais benefícios, razão pela qual é nossa obrigação incentivar a espiritualidade.

CAPÍTULO 8 – A FORÇA DE UM PROPÓSITO

"Minha mãe foi muito,
muito crucial para o meu sucesso".

Temple Grandin

Rafaela estava radiante e não via a hora de contar para mãe que tinha conhecido Gustavo. Pensou que depois de ter testemunhado o sofrimento e a solidão da filha por tanto tempo, D. Marta ficaria extasiada com a novidade, mas a recepção da notícia não foi nada agradável.

"– Eu simplesmente não vou aceitar que minha filha se relacione com um perdedor, com um "Zé Ninguém". Você tem que conhecer o Pedro, filho da Agatha Simões, que acabou de se separar. Ele sim é um partidão."

Disse que a filha precisava estar ao lado de alguém que fizesse dela uma princesa. Rafaela respondeu que Luiz Henrique sempre lhe deu joias, carros, bolsas, viagens, mas que sempre se sentia como a gata borralheira, mendigando pela atenção e o amor do marido. Sabia que ele a traía com frequência, mas preferia não enxergar e isso era humilhante!

Com Gustavo tudo aconteceu de forma diferente. Ele não a via apenas como uma mulher bonita, como um objeto, mas a enxergava por completo e se conectou com seu interior. Ele a fez resgatar sua essência perdida, trouxe seu sorriso de volta e a levava às estrelas.

Nunca havia se sentido tão feliz e amparada como naqueles últimos três dias. Ele sabia ouvir, realmente se importava e fazia Rafaela flutuar. Com toda certeza, era cedo demais para dizer se o relacionamento deles realmente funcionaria e não sabia o que ia acontecer, mas queria muito tentar.

Sua mãe foi irredutível e disse que não iria mesmo aceitar, mas Rafaela não se importou e aceitou o convite de Gustavo para jantar.

Algum tempo se passou, e ela já havia concluído as missões que o palestrante mencionara no evento no qual ela participara com Gustavo. Para ela, estava claro que seu propósito seria motivar as mães de crianças com autismo, encorajá-las e apoiá-las a nunca desistirem da batalha.

Gustavo, por outro lado, estava sentindo que algo estava por vir, mas ainda não estava claro para ele qual seria o seu propósito de vida. Feliz e apaixonado, sugeriu um passeio no parque para conhecer Felipe. Rafaela finalmente se entregou e decidiu que tinha o direito de ser feliz por completo, mas para isso precisava da aprovação do filho.

Gustavo chegou meia hora antes no parque, estava ansioso e nervoso, suava muito e suas mãos e pés estavam frios, sua boca seca e podia sentir seu coração pulando no peito. Desta vez, estava de tênis. Ele tinha aprendido as maravilhas da caminhada com sua namorada Rafaela.

Quando ela chegou com o pequeno, aquele momento que tanto tinha ensaiado foi completamente diferente da expectativa. Felipe veio correndo ao seu encontro, abraçou Gustavo e disse: "Vamos no parquinho?"

O casal não acreditava no que estava vendo. Felipe saiu de mãos dadas com ele, como se o conhecesse a vida inteira e Gustavo também tinha a mesma sensação. Nesse momento se lembrou de uma frase que seu pai sempre dizia: "Se te assusta, é porque vale a pena tentar." Rafaela então leu os lábios de Gustavo que, de longe, dizia: "– Quer casar comigo?"

Nos últimos três meses a vida de Gustavo estava mais tranquila. Rafaela mostrou para ele que havia infinitas fontes de felicidade, além da conquista do sucesso profissional e que era possível ter vida enquanto batalhava por isso.

Aos poucos o medo da falência foi dando lugar ao desejo de mudança, mas ainda não tinha resposta para a pergunta do palestrante – descobrir qual era o seu propósito, era uma dúvida que ficava martelando dia e noite em sua cabeça.

Dedicou-se a montar sua estrela de seis pontas e agora tudo fazia sentido, embora algumas fossem mais fáceis de planejar do que outras.

Na ponta amigos, escreveu que deveria voltar a frequentar a sua turma de quinta-feira, pelo menos de tempos em tempos. Discordava de muitas coisas que os amigos faziam, mas se deu conta que frequentar e conviver não significava concordar com todas as atitudes.

Queria se entregar de coração àqueles encontros com os amigos, relembrar os momentos de juventude, rir, conversar. Caso os amigos resolvessem esticar a festa, ele simplesmente voltaria para casa, aprendendo a conviver com o mundo do jeito que ele é.

Na ponta espiritualidade, prometeu a si mesmo voltar a rezar pelo menos uma vez por dia e meditar uma vez por semana, pois precisava acalmar seu espírito.

No quesito saúde, começou a tomar gosto por atividades físicas e, após aderir à rotina de Rafaela nas caminhadas diárias, agora seu maior prazer era correr para desacelerar a mente, e, assim, se comprometeu a praticar algum tipo de esporte pelo menos 3 vezes por semana.

No item relacionamento, escreveu que estava completamente apaixonado e que nunca havia se sentido assim em toda sua vida. Planejava se casar em breve, mas não fazia questão de festa ou cerimônia, seu único objetivo era passar o resto de seus dias ao lado da mulher amada e fazê-la feliz para toda a eternidade.

Na ponta família, escreveu que Felipe era o filho que sempre sonhou e que gostaria de um dia realizar seu desejo de ter um irmãozinho.

Definiu também que deveria ligar a cada dois dias para seus pais e visitá-los pelo menos uma vez ao mês.

A ponta trabalho foi a mais difícil de escrever, mas todos os dias escrevia um pouquinho. Decidiu que pararia de correr atrás do sucesso e passaria a se divertir com seu dia a dia. Passou a encarar os problemas como desafios que precisariam ser escalados diariamente e que tudo daria certo.

Mas faltava uma nova estratégia nos seus negócios. Rafaela o incentivava a diminuir o ritmo e estabelecer uma negociação com seus fornecedores, ganhando tempo para reestruturar sua estratégia.

Ele via nela um exemplo de resiliência e de como o desejo deve ser mais importante do que o medo e, então, passou a encarar o desafio com mais confiança.

O primeiro passo foi montar um plano que pudesse ser transmitido aos bancos e aos seus fornecedores. Para estruturá-lo, contratou Osvaldo, um contador que tinha dificuldade de relacionamento, mas que era gênio nas planilhas.

Osvaldo era pai de um menino com Autismo que também estava no espectro e os conheceu ao levar Felipe nas terapias. Ele era fera na arte dos gráficos e fez maravilhas no projeto financeiro da empresa.

Sabia que o mais importante era preservar o salário dos seus colaboradores, então planejou reduzir seu faturamento para 50% e fazer seus produtos com mais cuidado e cobrar por isso.

De acordo com as projeções das planilhas, com o lucro esperado, conseguiria pagar tudo em cinco anos.

Iniciou as conversas convencendo todos os seus parceiros a acreditarem na mudança. Mas faltava um produto, uma estratégia que realmente fizesse a diferença.

Gustavo contratou Joaquim, outro jovem com Autismo, um arquiteto fantástico, mas que preferia ficar reservado em seu escritório planejando e desenhando, ao invés de atender clientes e acompanhar obras e projetos.

Joaquim projetou também o quarto novo de Felipe, criando a cama como uma casa na árvore, algo que ele sempre sonhara.

Começava uma nova fase na vida de Gustavo, a fase em que se divertia trabalhando.

Dar esta oportunidade para essas pessoas com Autismo parecia ser a chave da questão. Mas ainda faltava um produto, algum diferencial.

Enquanto isso, Rafaela começou a pensar em como colocar o seu propósito em prática. Ela sentia um amor profundo e uma empatia gigante pelas famílias que estavam passando pelo mesmo que ela passara.

Lembrou de um velho imóvel que nunca conseguiu alugar. Conversou com alguns especialistas responsáveis pelo tratamento de Felipe, que logo abraçaram sua ideia com muito entusiasmo.

Junto com Gustavo, pintou as paredes daquele imóvel de azul, a cor que representa o TEA, já que é bem mais comum em meninos do que meninas, na proporção de 4 para 1.

O casal planejou um ambiente que, já na sala de espera, fosse totalmente propício ao estímulo das crianças com Autismo.

Com o objetivo de estimular o contato visual, poltronas e pufes baixos, para que os adultos se sentassem na altura do olhar das crianças.

Para lidar com as questões sensoriais, camas elásticas, balanços, gira-gira, escorrega, apetrechos para se pendurarem, barracas para se esconderem, tapetes com diferentes texturas, piso de areia, piso de grama sintética.

Do lado de fora um local onde as crianças poderiam se pintar da cabeça aos pés e manipular outros materiais sem medo de fazer sujeira, além de muitos outros brinquedos sensoriais e lúdicos.

Para trabalhar a coordenação motora fina e ampla, muitas lousas e canetinhas, onde podiam rabiscar, desenhar, escrever ou brincar de escolinha.

Uma minicidade lúdica, com cozinha, horta, escola, mercado, farmácia, lojinha e outros, onde podiam simular situações da vida real, como a compra de uma mercadoria e outras situações do dia a dia, com o intuito de aumentar a autonomia da criançada.

Uma sala com penteadeira e uma arara repleta de diferentes fantasias e apetrechos divertidos, para trabalhar o faz de conta.

Enfim, a recepção era um ambiente totalmente propício para as crianças brincarem, interagirem com os pais, outras crianças, terapeutas ou, até mesmo, todos juntos e desenvolverem suas habilidades antes mesmo de entrar nas terapias.

Os terapeutas e outros especialistas sempre iam ao encontro dos pequenos com uma máscara, avental, apetrecho ou roupa do personagem favorito de cada criança, o que previamente era perguntado aos pais. Isso fazia com que se conectassem com o profissional desde o primeiro encontro.

Dra. Cláudia, amiga de infância de Rafaela, dava consultoria às famílias uma vez por semana, com orientações jurídicas sobre os Direitos das pessoas com TEA.

Na TV passavam vídeos falando sobre Autismo e nas mesas os melhores livros sobre o transtorno, que ficavam à disposição dos pais e estudantes.

Além disso, a *playlist* que Rafaela havia criado para estimular a linguagem de Felipe agora tocava na recepção para incentivar também as crianças que passavam por lá.

Era um local seguro, no qual os pais podiam relaxar em relação à segurança das crianças que, assim como Felipe, gostavam de subir, pular e sair correndo.

Havia em todos os locais portõezinhos, grades, redes, muros de contenção e acolchoados. Não havia objetos frágeis ou pontiagudos, nem itens pequenos que pudessem ser ingeridos, o que garantia a integridade física das crianças naquele ambiente, sentiam-se livres e estimulados a se divertir e interagir.

Dr. Geraldo, o neuropediatra de Felipe, ensinava médicos recém-formados a fazer o diagnóstico. A terapeuta comportamental Mariana ensinava estudantes e recém-formados em fonoaudiologia e psicologia a realizarem a terapia comportamental ABA.

A terapeuta ocupacional também treinava os estudantes quanto às atividades da vida diária, coordenação e questões sensoriais.

Assim, vários profissionais começavam a se especializar em Autismo, era uma escola-laboratório, na qual as famílias carentes eram atendidas gratuitamente.

Mariana alertava a todos que jamais deveriam cometer um erro muito comum entre os profissionais, que ignoram a presença da criança e conversam com os pais como se não estivesse ali. A terapia deveria começar sempre na recepção e a criança precisaria, desde o início, ser incluída na conversa. Explicava que esse era o primeiro passo para o estímulo da linguagem e da interação.

A recomendação era de que, regra geral, os atendimentos fossem realizados na presença dos pais, para que pudessem reproduzir em casa aquilo que era aprendido nas terapias.

Outra orientação importante era de que o *feedback* aos pais sobre o atendimento fosse realizado na sala do consultório, a portas fechadas, jamais na frente de todos. Assim podiam conversar abertamente sobre as dificuldades e objetivos de cada criança, sem qualquer constrangimento diante de estranhos. Para isso, os terapeutas deveriam reservar um tempo da consulta para esse importante momento.

Cada criança era atendida por uma equipe multidisciplinar. Era designado um líder que ficava responsável pelo caso e por criar grupos no aplicativo do celular, onde todos se comunicavam constantemente, avaliando cada etapa de alvos e necessidades.

Além disso, os profissionais ali treinados capacitavam também a família e a escola, pois assim a quantidade de horas de intervenção das crianças atendidas multiplicava-se de forma exponencial.

Todos deveriam receber instruções e treinamento. Na escola, desde a professora, o porteiro até a recepção, e na família todas as pessoas que convivessem com os pequenos, irmãos, tios, avós e, eventualmente, pessoas que trabalhassem naquele ambiente familiar.

Logo diversos outros profissionais da área quiseram também se voluntariar e o sonho foi cada vez maior.

Com a construção da clínica e a convivência constante com as famílias, Gustavo começou a se apaixonar pela possibilidade de parar de produzir simplesmente móveis e começar a fazer com que as crianças progredissem por meio de seus produtos.

Teve um estalo e pensou, e se a nossa empresa se transformasse em uma facilitadora diária para crianças com autismo?

Naquela noite Gustavo não dormiu. Passou a noite planejando seus novos produtos baseados em tudo que foi feito na clínica e para o quarto de Felipe.

Estava ansioso para conversar com o Joaquim, mas sabia que ele não era muito de falar ao telefone, então escreveu várias mensagens de texto explicando sobre seus novos produtos e a nova estratégia.

Tapetes sensoriais, pula-pula, pequenos móveis, uma cama como a de Felipe que lembrasse uma casa na árvore – para que a criança tivesse um ambiente calmo e isolado, armários que os pequenos conseguissem se vestir sozinhos, suportes para toalha na altura deles, escadinhas para escovar os dentes, balanço para se pendurarem no quarto e etc.

Sua cabeça não parava, milhares de ideias borbulhavam em sua mente.

Joaquim absorveu as ideias imediatamente, pois para ele aquilo tudo fazia muito sentido. Começou a desenhar entusiasmado.

Então Gustavo pensou: "– Encontrei o meu propósito – criar um mundo mais fácil para as crianças com Autismo, com a ajuda de adultos com o transtorno".

No dia seguinte chegou empolgado à empresa, contando as mudanças, fazendo com que todas as pessoas envolvidas comercialmente acreditassem nessa nova fase.

Em uma semana já tinha 20 novos produtos e chamou uma empresa para fotografar e montar um catálogo. Aproveitou as fotos e montou um site também e divulgou em todas as redes sociais.

Ele não acreditava no que estava acontecendo. Quinze dias depois, apesar do aumento de preços, os pedidos não paravam de chegar.

Eram clientes do país inteiro. Parecia uma onda que crescia diariamente, conforme as mães iam recebendo e postando nas redes sociais, outras famílias também se interessavam.

O desafio agora não era mais pagar as contas e sim contratar mais pessoas e treinar a nova equipe para manter a qualidade e as entregas em dia.

E nessa onda positiva, em pouco tempo toda sua dívida estava paga e Gustavo planejava sua mudança para a mais nova fábrica.

Queria aproveitar o que havia aprendido com Joaquim e Oswaldo sobre organização e o sonho passou a ser uma nova fábrica completamente diferente.

O galpão sujo, velho e desorganizado daria espaço ao novo galpão todo azul, limpo e organizado, com mais de 5.000 m^2.

E decidiu que precisava ter seu mentor sempre por perto. Nada melhor do que trazer os pais para morarem na capital, a fim de que seu grande mestre estivesse ao seu lado liderando a marcenaria, para produzirem juntos os produtos de melho qualidade.

Os pais encheram-se de alegria e orgulho. A vida na capital era muito mais confortável e o apoio e a experiência do genitor seriam decisivos no crescimento do negócio.

A fábrica era um sucesso e definitivamente não havia ninguém melhor do que Rafaela, a musa inspiradora, para cortar a fita de inauguração.

Contrariada, D. Marta chegou à festa pronta para desmerecer o trabalho de Gustavo, mas ficou encantada com a fábrica e, principalmente, com o carinho que ele tinha com seu neto, a maneira como brincava, ele sim era um pai de verdade para Felipe.

Nunca tinha visto sua filha com aquele brilho no olhar. Realmente ela estava mais feliz do que nunca. Percebeu que sempre esteve enganada e que sem amor, que era algo que transbordava naquela nova e pequena família, nada fazia sentido.

Seria demais para ela expressar aquilo tudo em palavras, mas com um envergonhado sorriso revelou, finalmente, sua aprovação ao novo genro.

Rafaela então entregou um presente para ele dizendo: "– Tenho uma surpresa para você."

Quando ele abriu a caixa não pôde acreditar no que estava vendo: Era um teste positivo de gravidez. Afinal, Rafaela e Gustavo poderiam dar o irmãozinho que o pequeno sempre sonhou.

Estavam tomados por aquele momento de felicidade, quando perceberam que Felipe havia pego o microfone do músico que tocava no evento e começou a cantar uma música que aprendera na escolinha:

"Fé na vida,
Fé no homem,
Fé no que virá,
Nós podemos tudo,
Nós podemos mais,
Vamos lá fazer o que virá!"

Fim

QUANDO O PROPÓSITO DESCOBRE VOCÊ

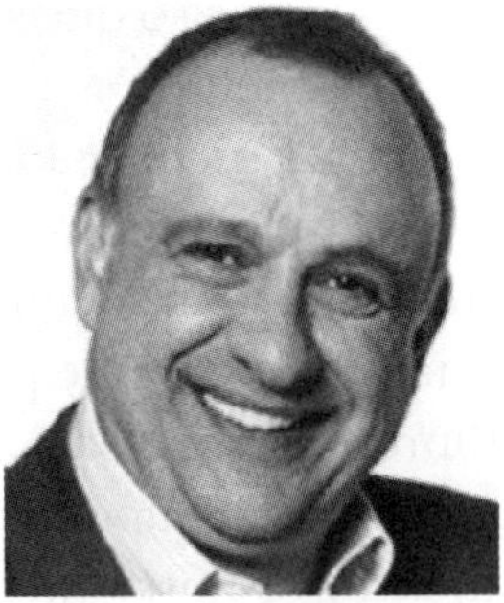

Diretor e fundador da empresa Metanoia Propósito nos Negócios, Roberto é autor da Díke de 5 pontas, adaptada na história para a estrela de 6 pontas, e foi quem ensinou os autores Kaká e André sobre a definição de propósito.

Sua forma de escrita foi a inspiração para o presente livro. Roberto usa histórias de ficção para falar sobre administração nos seus diversos *bests-sellers* como O Velho e o Menino, Chamamentos, Rico de Verdade, Metanoia e outros.

É empresário, escritor, palestrante e educador empresarial. Por meio da sua empresa, livros e programas de educação, constrói o firme propósito de desenvolver uma cultura ética, humana e próspera no trabalho e nos negócios.

Está nas redes sociais com o instagram @robertotranjan e por meio da @metanoiapropositonosnegocios

Roberto Tranjan

Existem palavras reverentes, apreciadas por unanimidade. Propósito é uma delas. A partir de um entendimento mais apressado, poderíamos torná-la sinônimo de objetivo, finalidade, intuito, sonho. Todas são mesmo correlatas a ela, mas não alcançam a sua magnitude.

Objetivo é o resultado que se espera de algo, geralmente transitório. Tão logo seja atingido, parte-se para outro.

Finalidade é deixar mais claro o que se pretende, portanto, se encerra, em dado momento.

Intuito diz respeito a uma inclinação ou direção.

E sonho é aquilo que todos têm, seja dormindo ou de olhos bem abertos, mas poucos avançam além do onírico.

Propósito é muito mais, justamente porque não se limita ao transitório. É sempre transcendente. Daí a força sobre-humana de romper fronteiras, superar obstáculos, revelar competências e ultrapassar os horizontes do tempo.

Para ir além do transitório, um propósito não pode se limitar a atingir determinado alvo, pois, nesse caso, se assemelharia a objetivo, finalidade, sonho.

Embora a origem da palavra, do latim *proponere*, corresponda a por (*ponere*) adiante (*pro*), algo, portanto, que vem na frente, um propósito é tanto o alvo, um lugar para alcançar, como o direcionamento da seta, o processo para chegar lá. Sentido e significado, juntos.

Etimologia à parte, o fato é que, da maneira aqui descrita, propósito é mais perseguido do que descoberto. E em vão. Parece que quanto mais se corre atrás, mais ele se distancia.

Quando escutamos histórias sobre vidas orientadas por um propósito, parece ser privilégio de alguns, os poucos afortunados cuja trajetória não se resume à trivial e fugaz existência concentrada em futilidades.

A maioria não consegue uma vida enriquecida por um propósito com significado.

A matéria-prima do propósito é o desejo – ao elaborar este é que se descobre aquele. Se todos somos seres de desejos, por que somente alguns descobrem o seu propósito?

É possível ser protagonista de seus desejos, assim como Aladim que, sem hesitar, formula seus três pedidos ao servil gênio da lâmpada.

Mas, como lembra muito bem Caetano Veloso, a "vida é real e de viés", e nem sempre os desejos são apresentados e atendidos tão linearmente, como reza a lenda árabe milenar.

Muitas vezes os desejos estão velados e algo – não raro drástico, sem o fascínio da história – precisa acontecer para que se revelem.

Paradoxalmente, nossos desejos podem estar aonde menos se espera, ou seja, nas contrariedades da vida.

Entenda por contrariedades justamente o oposto do desejo, ou seja, aquilo que não queremos ou de que não gostamos. Algo de que tratamos de manter à distância, digno até de combate.

Representam estorvos e entraves ao nosso bem-estar e comodidade. Assim, se dependesse de nós, jamais entrariam no crédito dos três desejos concedidos pelo gênio da lâmpada. São setas no sentido contrário do alvo que almejamos.

Diante disso, podemos adotar um entre dois tipos de mentalidade: a de destino ou a de desígnio.

A primeira, trata de aderir à realidade tal como ela se apresenta. E daí, resolve o que fazer com ela. Talvez a amaldiçoe por não ser aquilo que gostaria. Quem sabe, nesse caso, a atitude adotada seja a de deixar as coisas como estão para ver como é que ficam.

Assim, por acreditar que tudo está determinado, a mentalidade de destino leva à passividade.

Típica da criatura, a mentalidade de destino é incapaz de entender o indesejável. Procura subterfúgios para justificá-lo e se estressa com a luta inglória.

Os sentimentos advindos das contrariedades – desgosto, aborrecimento, raiva, ódio, medo – são diretamente opostos aos inspirados pelos desejos conscientes. Parece ser melhor evitá-los em vez de confrontá-los e, eventualmente, ter de se deparar com outros tão desagradáveis.

A segunda mentalidade, a de desígnio. Certa de que não é possível controlar a realidade, sabe que pode, sim, influenciar seu fluxo. Percebe que a vida é uma trama e intui que a atitude de criador é cerzi-la com os fios que lhe são postos.

É bom, no entanto, não confundir a mentalidade de desígnio, em que prevalece a atitude de criador ao invés da de criatura, com aquela de super-herói ou mulher maravilha. Heróis não vão dar conta do recado. É preciso admitir a própria vulnerabilidade e, corajosamente, encarar fraquezas e medos. Pois é nesse movimento humano que as potencialidades e as virtudes afloram.

As adversidades da vida podem alterar a consciência das pessoas. Quando se dá a elas outro significado, mudando também o sentido dos sentimentos, um propósito poderoso está prestes a se revelar.

Diante dessa virada de chave, o mundo se transforma. Na relação com o tempo, a atitude é deixar de se ocupar com o que não é essencial. Modifica-se a relação tanto com as pessoas, agora atenciosa, generosa e compassiva, como com a vida, desfrutando-a com mais gratidão.

A alquimia transformadora dos sentimentos da contrariedade em desejos exige a humildade de admitir o quanto o mundo não está armado para o nosso gosto e o discernimento de aceitar e compreender que a vida não está aí para fazer as nossas vontades.

É libertadora a descoberta de que um propósito é um testemunho do que a vida quer de nós, não uma declaração do que queremos da vida.

E, quando escutamos o que ela quer de nós, a exemplo de Kaká e André, o propósito, até então inimaginável, nos descobre.

INCLUSÃO PROFISSIONAL

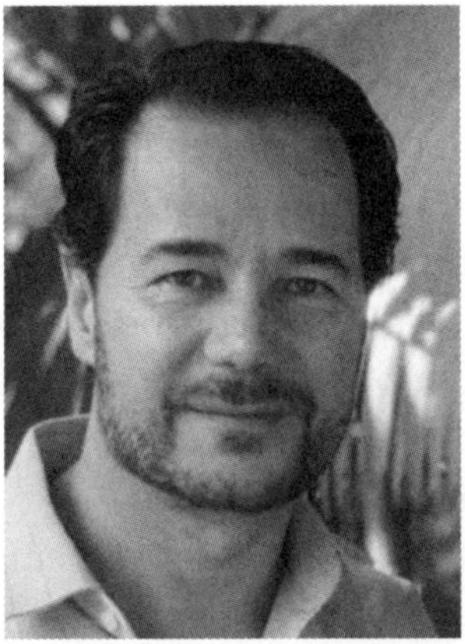

Telo – Consolidar

Marcelo Sobrinho Pires, o Telo, é administrador, palestrante, educador andragogico e conferencista. É a maior referência em inclusão profissional na prática do Brasil.

Formado em psicologia nos Estados Unidos, desenvolve um projeto pioneiro no Brasil desde 2001, promovendo a contratação de 50% + 1 do seu quadro de colaboradores por pessoas com deficiência.

Atualmente, é CEO e fundador do Grupo Solidar e da Consolidar Diversidade nos Negócios, instagram @consolidardiversidade, que atua no Brasil e América do Sul.

Marcelo Sobrinho Pires

Tinha acabado de voltar dos Estados Unidos, onde passei sete anos e me formei.

Chegando ao Brasil, tornei-me diretor executivo de uma empresa, na qual também fiquei sete anos. Nessa empresa, fazia desenvolvimento de produto e direção de gestores.

Como o dono da empresa não falava inglês e espanhol, eu sempre o acompanhava em suas viagens e juntos visitamos 41 países. E quanto mais conhecia outros países, mais me apaixonava pelo Brasil.

Foi uma época sensacional na minha vida, aprendi muito. Estava no auge da minha carreira, super envolvido com o negócio e economicamente super abastado.

Um certo dia, estava parado no semáforo aqui em São Paulo, onde eu resido até hoje, e vi um homem de cadeira de rodas vendendo balas de goma.

Ele estava conversando com o motorista do carro da frente e fiquei observando-os atentamente, quase podia ler os lábios dos dois.

Ele vendeu a bala de goma para o motorista do carro que, pegou a bala, deu o dinheiro e assim que abriu o farol, a devolveu.

Naquela hora em que o motorista foi embora, continuei observando o cadeirante e percebi que seu rosto se transfigurou.

Muito embora ele tenha ganho o dinheiro e ainda recebido a bala de volta, ele não estava mais feliz.

Achei esquisito aquilo e refleti: "– O que se passa na cabeça dele?" E concluí: "Esse chomem queria respeito, trabalho. Ele queria sentir-se um homem de verdade, não um esmolador".

O homem do carro da frente estava super bem intencionado ao devolver a bala. Ele não era um mau-caráter, mas não entendia o que se passava na cabeça do amigo cadeirante.

Eu olhei para direita e havia um posto de gasolina da Petrobras logo ali na frente. Imediatamente entrei e, como diretor de empresa, cheio de ideias, me achando na época um cara tão criativo, pedi para falar com o dono.

Quando o dono do posto apareceu, falei: "– Cara, eu tive uma visão muito interessante. Vi um homem vendendo bala de goma no farol..." E contei toda história que havia acabado de testemunhar.

E continuei: "– Tem um diferencial animal pra você, porque esse cara na cadeira de rodas está na altura do teu cliente foco. Seu cliente chega sentado no carro, seu meio de transporte e o cadeirante também está no meio de transporte dele. Então ele vai chegar no teu cliente na altura dele, olho no olho, o que é muito melhor do que um frentista de pé".

Naquele momento, estava achando que o rapaz fosse me dar um abraço e fosse falar: "Cara, que demais!".

Ao mesmo tempo eu estava querendo transferir para ele um chamado meu. Aquele *"the one"*, o dia em que eu entendi por que nasci, o meu chamado e o meu propósito de vida.

Eu estava quase querendo transferir meu chamado para ele, para que eu pudesse voltar à minha vida confortável e continuar sendo diretor de empresa, ganhando bastante dinheiro, enfim, continuar minha vida normal.

Mas o homem me respondeu assim: "Esse aleijado aí está só atrapalhando o trânsito."

Aquela palavra – aleijado, pegou demais em mim. Assim que voltei para empresa em que eu era diretor, me desliguei dela e comprei um posto de gasolina para contratar essas pessoas. Porque eu comecei a entender que se eu não pudesse fazer nada para tirá-los do farol, ninguém mais iria fazê-lo.

Porque o que eu tinha visto era o chamado de Deus, era algo que só eu tinha entendido e que, talvez, nunca mais fosse se repetir.

Entendi que estava ali a oportunidade de atender meu propósito, foi o momento em que a chama interior estava se conectando com o chamado exterior, minha conexão com Deus.

Isso foi entre os anos de 2000 e 2001. Eu nunca havia ido a São Sebastião na minha vida, mas um primo meu tinha falado que lá havia um posto que estava à venda, o Posto das Cigarras.

E eu entrei em uma baita armadilha, porque o posto tinha uma bandeira que estava em uma fase muito complicada, estava difamado.

Eu comprei o posto sem saber de nada disso, não sabia como funcionava esse cenário e nunca fui "posteiro" na minha vida.

Embora meus pais fossem empresários, eu tinha sido formado para ser um executivo e não um empreendedor. Então comecei a aprender tudo ali, como funcionava, como podia servir meu cliente etc.

Contratei pessoas com deficiência para trabalhar comigo. E com o tempo o time estava completo, o propósito bem definido, estava tudo maravilhoso, trincando, super alavancado economicamente, tudo de bom acontecendo.

Até que uma tempestade absurda, que eu nunca tinha visto na minha vida, encheu todas os tanques de água.

Eu tinha acabado de reformá-lo. Tinha feito um empréstimo no BNDES, trocado sete tanques de combustível.

Claro que o BNDES tinha que cobrar, mas como eu pagaria se todos os tanques estavam cheios de barro?

Então tive que fazer um novo financiamento, agora com a Petrobras, para que limpasse os tanques. Era um financiamento daqueles que você fica casado para o resto da vida.

Estava devendo milhões e, naquele momento, eu pensei: "– Caramba, acho que acabou."

Estava vivendo esse sentimento de derrota quando tocou o telefone. Era uma senhorinha com voz bem de velhinha mesmo, que falou assim: "– Alô. Chegou o combustível?"

Eu respondi: "– Não, senhora, não chegou. E vai demorar, porque nem consegui comprar ainda. A senhora faz questão de abastecer aqui?"

Ela respondeu: "– Olha, eu, meus filhos, os amigos dos meus filhos e todos que vêm me visitar aqui em São Sebastião, nós todos fazemos questão de abastecer aí, porque no seu posto nós não abastecemos só o nosso carro de combustível, mas também nosso coração de energia".

Nesse momento eu caí de joelhos. Chamei o time, o CFO que era o frentista caixa, o Marquinhos Pereira, e falei: "– Gente, estamos quebrados economicamente, mas não pelo propósito. Tem algo maior aqui, porque esta causa de inclusão nos conectou."

Contei para eles sobre o telefonema que havia recebido e, então, tiveram uma grande ideia – que eles emprestassem seus cheques pessoais, porque meu nome estava super sujo nessa altura do campeonato.

Eu não conseguia pagar as contas, então os próprios funcionários começaram a emprestar seus cheques, cujos valores eram bem altos, para que eu pudesse antecipar nos bancos e comprar gasolina.

Nessa época, por conta desse trabalho muito milimétrico de compra, venda e de pagar os meninos, eu praticamente morava no posto.

Fomos em frente. Havia momentos em que fazíamos placas: "Abasteça e ganhe um abraço.", porque as pessoas tinham receio de abastecer no posto cujo jornal havia noticiado que os tanques estavam cheios de barro. E assim conseguimos fazer com que os clientes voltassem, por conta de um emblemático nosso, que é o abraço.

Então conseguimos reverter a situação financeira e dar início na legalidade, no sentido de atualizar as contas, pagar as dívidas.

Depois disso, o Roberto Tranjan, da Metanoia, me falou: "– Telinho, essa história é muito bonita para ser só sua. Por que você não abre o capital para alguns investidores?"

E assim, fizemos. Esses caras estão até hoje comigo, são oito metanoicos, pessoas muito do bem. Eles capitalizaram o posto e conseguimos comprar todos os terrenos, liberar todo passivo com a Petrobras e o BNDES. Foi muito legal, uma grande virada.

Então comecei a entender que o meu negócio não era posto, não era gasolina. O meu negócio era GENTE e essa causa estava muito latente em mim.

Comecei a receber várias visitas de empresas que me questionavam: "– Como você consegue ter tanta gente com deficiência, 50% do seu time, ainda mais num posto de gasolina, onde há um cenário complicado, insalubridade, periculosidade, que fica em uma rodovia, na praia, onde os funcionários têm que trabalhar sábado e domingo, feriado, carnaval, natal?

Como você consegue manter a quantidade de pessoas com deficiência que você tem, enquanto na nossa empresa temos cesta básica, seguro-saúde, pagamos bem, não trabalhamos sábado e domingo, e os caras não ficam?"

Aí eu comecei a entender que aquilo se devia a uma mudança de olhar. Foi quando fundei a empresa Consolidar, por volta de 2009 e 2010, com a intenção de emprestar o olhar do propósito para esses executivos que não enxergavam uma pessoa com deficiência como um potencial de riqueza.

Eles enxergavam ainda com aquele modelo: "– Como é que eu posso ajudá-lo, mas no meu dia de folga, quem sabe comprar uma bala de goma?"

A Consolidar nasce com algo que é fundamental – a educação. Esse é o caminho de fazer com que os executivos possam expandir a consciência para contratar essas pessoas com deficiência com a mesma integridade que eles fazem com qualquer outra pessoa, que é exatamente o que eles desejam.

A Consolidar é uma empresa de soluções em diversidade, com foco muito principal nessa cultura.

Óbvio que temos produtos de todo tipo, como fornecimento de elevador portátil, engenheiro, psicólogo, para poder alinhar todo o cenário de inclusão.

Mas o que é fundamental para nós é essa cultura, conseguir, por meio da educação andragógica, modificar a compreensão da empresa, para fazer com que os empresários sem deficiência entendam que existem pessoas lá fora que são diferentes, com características diferentes, mas não menos capazes.

Há algo grandioso em que eu acredito piamente – a inclusão e a diversidade, quando você faz de coração, faz bem feito, você consegue transformar todo o ambiente de trabalho.

Onde há essa conexão, onde há a inclusão de fato, você consegue desenvolver a compaixão, a solidariedade, a alegria e o contentamento.

Eu costumo dizer que incluir tem a ver com transformar o ambiente de trabalho em um local mais humano.

Acreditamos que isso reduz muito a rotatividade das empresas, porque quando uma pessoa sem deficiência vê alguém com deficiência se esforçando e entregando o melhor de si, essa pessoa acaba fazendo o mesmo e entregando o melhor dela também.

Uma coisa que é fundamental entender – quando você entende a diferença no outro, por maior que seja a deficiência, você começa a despertar para o entendimento na diferença em todos os demais que se acham sem deficiência.

A grande sacada é a seguinte – em uma empresa geralmente tem aquele que é o mais rapidinho, o mais objetivo, e geralmente o pessoal o chama de “cavalo”. Por outro lado, tem aquele que é mais devagar, mais lento e o pessoal tem apelido para ele também.

Mas quando você tem a visão de inclusão, de equidade entre todos, você começa a ter um entendimento sobre as características próprias de cada indivíduo e começa a ver as pessoas mais receptivas à relação humana.

Certa vez, um cliente nosso, a Padaria Real, teve uma freguesa que estava comprando pão. Havia dois tipos de pães – o pão original e o pão tradicional. Ela pediu para uma menina chamada Laurinha o pão tradicional, mas a Laurinha, embora bem-intencionada, entregou o pão original.

Essa senhora ficou muito transtornada e falou: "– Essa lesada me deu um pão diferente do que eu pedi." E ficou fazendo escândalo na padaria, em plena luz do dia.

A Laurinha tinha uma deficiência intelectual leve. O Giva, que é o embaixador pela Consolidar, um cara já educado e treinado por nós, que já entendeu os processos, aproximou-se desta senhora e pediu desculpas. Ela virou de costas e foi para fila.

O Giva, muito inconformado com isso, foi atrás dela, pediu para conversar e ela respondeu: "– Tudo bem, desde que eu não saia da fila."

Então ele falou na fila mesmo, pediu desculpas novamente e explicou que a Laurinha tinha uma deficiência intelectual e que ela estava ali há três dias, que estava em experiência e que, provavelmente, seria efetivada, pois a empresa gostaria de dar-lhe uma oportunidade, pois a Padaria Real entendeu que a inclusão faz parte dos valores da empresa.

Aquela senhora ficou na fila, pagou o pão, foi embora e entrou no carro. E, então, voltou para padaria, pediu desculpas para Laurinha e deu um forte abraço nela.

Voltou com o Giva e falou: "– Olha meu amigo, vocês estão fazendo com que eu me torne uma pessoa melhor". Abraçou ele e foi embora.

Outra vez, havia um cliente super exigente, que admirava o banheiro do posto (sempre muito limpo), mas que ficava muito incomodado ao ver pessoas com deficiência trabalhando. Por uma razão inexplicável, ele não gostava disso.

Mas ele tinha que obrigatoriamente abastecer lá, pois havia um convênio entre a empresa que trabalhava e o posto. Ele até tolerava aquela situação, mas muitas vezes, reclamava para alguém mais próximo: "– Como é que esse posto coloca pessoas tão feias para trabalhar?"

Um belo dia, ele tinha acabado de ir ao banheiro, quando apareceu um frentista cadeirante com um balde e uma vassoura para limpar o banheiro que ele tinha acabado de usar. E aí, diz a lenda que ele, nesse dia (eu não estava lá), entendeu o quanto aquelas pessoas eram capazes e o quanto ele foi sem visão sobre o fato.

Tem mais uma história legal do posto. O Bira era um vendedor de carvão, um cara simples, mas que começou a entrar no alcoolismo. Sua esposa tinha saído de casa com os filhos porque ele bebia demais.

Certa vez esse homem foi até o posto e estava com um monte de minhocas na cabeça. Então, ele viu o atendimento de um cadeirante, oferecendo-lhe café e depois viu o Ney, que é um anão, oferecendo-lhe um abraço.

Naquele momento ele abriu o coração dizendo que tinha a intenção de se matar, que tinha uma arma embaixo do banco, mas que acabou mudando de ideia por conta desta iluminação que recebeu no posto.

Outra vez, um cara com uma SUV grande, um empresário chamado Alexandre, chegou ao posto e ficou incomodadíssimo porque ninguém o atendia.

Na verdade, ele não tinha percebido que havia um anão ao seu lado, esperando para atendê-lo.

Quando ele viu o anão, levou um susto, quase bateu a porta nele e falou: "– Pô, cê tá aí?" Ele respondeu: "– Eu estou aqui desde o começo, senhor. Aceita um café? O senhor está bem?"

E naquela pausa, naquela vírgula da vida, ele parou, pensou, entrou, tomou um café, chorou, agradeceu e foi embora. Ninguém entendeu absolutamente nada. Acharam até que o café estava ruim (risadas).

Ele voltou dois dias depois, agradecendo o frentista pelo carinho que teve com ele e dizendo que, naquele dia, tinha acabado de empurrar o pai, um senhor de idade, em uma discussão entre eles. O pai havia caído sentado no chão, na sala de sua casa. Alexandre foi embora para trabalhar e deixou o pai lá, sentado no chão.

Ele disse que, depois daquele café, voltou para casa, pediu perdão ao pai e eles fizeram as pazes, abraçaram-se, ficaram bem.

Logo em seguida, semanas depois, o pai dele veio a falecer. E ele tem um nível de gratidão absurdo por aquele café transformador. Pergunta-se como seria sua vida se não tivesse se reconciliado com o pai, pouco antes de morrer.

Ricardinho, Síndrome de Down, trabalha com a Cummins. E é a pessoa mais querida de lá. Uma fábrica de motores, onde antes trabalhavam somente mulheres loiras, bonitas, relação objeto, porque carro está conectado com motor, feira de automóveis e mulheres bonitas.

De repente, a recepção principal da Cummins, é um rapaz chamado Ricardo, com Síndrome de Down, uma simpatia em pessoa. E a Cummins foi premiada pela ONU pelo seu trabalho de inclusão, por meio da empresa Consolidar.

Acredito que o trabalho da inclusão, o trabalho de pessoas com deficiência, seja ela intelectual, física ou sensorial, acaba fazendo com que as outras pessoas sejam pessoas melhores também.

Ainda que tudo isso comece como pano de fundo de uma lei de cotas, ou de algo que possa gerar um benefício mais voltado ao marketing, ser premiado pela ONU, não importa.

O que importa é saber que, quando eles têm contato, quando conseguimos fazer com que essas pessoas se interessem mesmo, seja por via cota ou vaidade, conseguimos fazer com que essa empresa se transforme.

Conseguimos fazer com que as pessoas que ali trabalham sejam pessoas melhores, mais humanas, mais inteiras e mais completas.

Porque todos nascemos terráqueos, mas nos tornarmos seres humanos em virtude dos encontros que temos na vida.

AUTISMO LEGAL
DIREITOS DAS PESSOAS COM AUTISMO

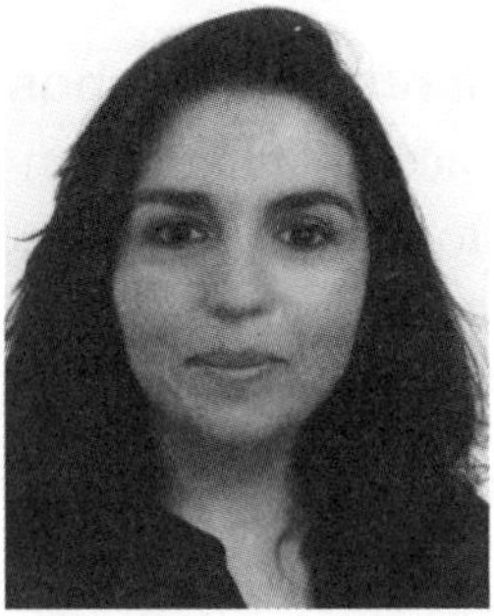

Advogada e contabilista há mais de 20 anos, mãe do Gabriel, um brilhante menino com Autismo, dra. Carla Bertin é autora do site www.autismolegal.com.br, do APP Autismo Legal e do instagram @autismolegal.

Maior nome no ativismo, informação e divulgação sobre os Direitos das Pessoas com Autismo, além de fazer parte da equipe que administra a maior comunidade de Autismo do Brasil, a Comunidade Pró-Autismo, criada por Marcos Mion.

Carla Bertin

Direitos das Pessoas com Deficiência

De acordo com a Lei nº 12.764, a pessoa com TEA é considerada pessoa com deficiência para todos os efeitos legais.

Como comprovar o autismo?

RG Autismo – A partir de 01/03/2020 todos os Estados deverão usar o novo modelo.

Atestado médico

Carteirinha Identificação pessoa com TEA – Lei 2.573/2019 sancionada e aguarda implementação.

Atendimento preferencial (+ Imposto de renda)

Pessoa com TEA e acompanhante têm atendimento preferencial em todo o território nacional, instituição pública ou privada. Na restituição do Imposto de Renda vale a fila preferencial, desde que uma pessoa com deficiência faça parte da declaração.

Em ambientes hospitalares as urgências e emergências passam na frente.

Meia-entrada

Cinemas, museus, parques temáticos, shows, jogos e qualquer tipo de atividade cultural, artística, esportiva e de diversão que cobre ingresso para ter acesso ao evento. Esse direito vale tanto para a pessoa com autismo como para seu acompanhante, se necessário, e não está vinculado à baixa renda.

Remédios de graça (+ cartão do SUS)

O fornecimento de medicação pelo governo, está previsto em lei e está sujeito a algumas formalidades. Na farmácia popular são distribuídas fraldas para os "bebês crescidos" desde que com pedido médico e quantidade mensal definida.

Compra de veículo com isenção de IPI, IOF e ICMS

Não requer que o carro seja adaptado e pode ser pago à vista ou financiado, mas precisa ser nacional, de até de R$ 70.000,00 e as isenções podem chegar a quase 30%. Se o valor do veículo for superior a R$ 70.000,00 só haverá isenção de IPI, de

10%. O veículo é registrado em nome da pessoa com deficiência, mesmo que menor de 18 anos e para vendê-lo, neste caso, requer autorização judicial.

Isenção de IPVA

Carros ou motos nacionais, novos ou usados, quitados ou parcelados, de até R$ 70.000,00. A isenção é dada à pessoa com deficiência e, na maioria dos Estados, o veículo precisa estar em nome da pessoa com autismo. Cada Estado tem seus formulários e detalhes para concessão.

Passagem aérea

O acompanhante da pessoa com autismo, desde que necessite ser acompanhada, tem isenção de 80% da passagem aérea, exceto quando acompanharem crianças com menos de 2 anos (que não pagam passagem aérea). Esse direito não está vinculado à baixa renda. O formulário fornecido pela companhia aérea deve ser enviado com antecedência de 15 dias (MEDIF – uma única viagem ou FREMEC – todas as viagens durante 1 ano).

Discriminação

A discriminação em razão da deficiência, seja pessoal, através de redes sociais ou qualquer tipo de publicação é crime.

Vaga especial

Direito regulamentado pelas Prefeituras, que nem sempre cumprem a lei. Só pode ser exercido quando a pessoa com deficiência estiver no veículo.

Transporte Municipal

Essa isenção é outro direito regulamentado pelas Prefeituras, que muitas vezes fazem exigências que consideramos ilegais, como a baixa renda, dificuldade de locomoção, etc.

Isenção de rodízio São Paulo

Requer prévio cadastro. O veículo não precisa estar em nome da pessoa com Autismo, desde sempre que seja usado para o transporte dela.

Passe Livre

Direito ao transporte gratuito interestadual para pessoas com Autismo de baixa renda (limite de 1 salário mínimo de renda *per capta*), com algumas particularidades.

Cadastro Único (+ Tarifa Social de Luz)

É devido às famílias que tenham uma renda *per capta* de até ½ salário mínimo ou uma renda familiar total de até 3 salários mínimos.

Acompanhamento escolar

Pessoas com TEA têm direito a acompanhamento escolar individual, desde que comprovada a necessidade. O Direito é válido para as escolas públicas ou privadas e o custo desse profissional não pode ser repassado aos pais do aluno.

Matrícula escolar

Negar matrícula ou dificultar a mesma para aluno com autismo é crime de discriminação.

Vagas de emprego

A lei exige que empresas com mais de 100 funcionários uma cota (de 02 a 05% dependendo da quantidade de funcionários) para pessoas com deficiência e reabilitados do INSS.

Convênios e terapias

Quase a totalidade dos convênios se baseia, sem razão, em resoluções normativas da ANS para limitar a quantidade de sessões anuais das pessoas com Autismo. Mas essa quantidade de sessões é a mínima recomendada, quem determina a quantidade de terapias necessárias é o médico.

A terapia comportamental ABA está prevista no relatório de revisão do rol de procedimentos de 2018 da ANS (pg. 147). Além disso, terapias não relacionadas na ANS podem e devem ser cobertas, desde que no laudo médico esteja especificado a necessidade daquele tipo de terapia e o motivo pelo qual outras terapias mais tradicionais não trariam o mesmo resultado.

Se o convênio não oferece profissionais habilitados para o atendimento, deve reembolsar integralmente a terapia contratada particularmente. Como Autismo não é doença preexistente, não cabe carência adicional. A carência tem o prazo máximo de 180 dias.

INSS LOAS/BPC

É necessário ter uma renda *per capta* de até ¼ do salário mínimo (ou judicialmente comprovar miserabilidade). Se a pessoa com deficiência já recebe algum benefício do INSS, não terá direito ao BPC. Ainda que demore a receber, quando o benefício é concedido, recebe todo o valor acumulado desde a data do agendamento.

Redução de horário de trabalho sem redução de salário

Pais de crianças com autismo que sejam funcionários públicos, comprovada a necessidade de estar junto com a criança e o prejuízo que terá caso pelo menos um dos pais esteja ausente. Geralmente a redução da carga horária é de 40%.

Aposentadoria para pessoas de baixa renda

Cabe às mães que ficam em casa, que não têm nenhuma fonte de renda, cuja família tenha renda familiar de até 2 salários mínimos. O recolhimento é de 5% do salário mínimo.

Quem contribui nessa modalidade não perde o BPC do filho e está segurada pelo INSS, tendo direito à aposentadoria por idade, invalidez, auxílio-doença, acidente, reclusão e salário maternidade.

Alistamento militar

Todos os homens, mesmo com Autismo, ao completar 18 anos precisam fazer o alistamento obrigatório. Existem formulários médicos de solicitação de isenção do Serviço Militar. A dispensa é certa, mas o alistamento é obrigatório.

Saque do FGTS para tratamento do autismo

Se a família não tem condições de pagar a terapia para o autismo, é possível solicitar esse saque do FGTS em juízo.

Alistamento Eleitoral

Todo cidadão brasileiro acima de 18 anos precisa votar, independente de qualquer deficiência.

Capacidade Civil

A pessoa com deficiência é capaz para todos os atos da vida civil e somente será impedida se comprovada sua incapacidade de expressar sua vontade.

Não existe mais interdição, existe a curatela, que pode ocorrer somente em situações que envolvem negociações de maior porte ou patrimônio envolvido.

Todos os direitos com detalhes, regras, passo a passo e links estão em www.autismolegal.com.br ou em nossos outros canais de divulgação sobre os direitos da pessoa com autismo:

YouTube.com/autismolegal
Facebook.com/autismolegal
Instagram.com/autismolegal